中国抗癌协会乳腺癌专业委员会
人民健康

与她续写未来

乳腺癌医患故事集

收录真实医患携手抗癌故事
和她们一起续写人生
成就无限未来

◎主编 邵志敏

人民卫生出版社
·北京·

图书在版编目（CIP）数据

与她续写未来：乳腺癌医患故事集 / 邵志敏主编
. —北京：人民卫生出版社，2023.12
ISBN 978-7-117-35903-0

Ⅰ.①与…　Ⅱ.①邵…　Ⅲ.①乳腺癌 – 诊疗　Ⅳ.
①R737.9

中国国家版本馆 CIP 数据核字（2024）第 002911 号

| 人卫智网 | www.ipmph.com | 医学教育、学术、考试、健康，购书智慧智能综合服务平台 |
| 人卫官网 | www.pmph.com | 人卫官方资讯发布平台 |

与她续写未来
——乳腺癌医患故事集
Yu Ta Xuxie Weilai——Ruxian'ai Yihuan Gushiji

主　　编：	邵志敏
出版发行：	人民卫生出版社（中继线 010-59780011）
地　　址：	北京市朝阳区潘家园南里 19 号
邮　　编：	100021
E - mail：	pmph @ pmph.com
购书热线：	010-59787592　010-59787584　010-65264830
印　　刷：	天津市光明印务有限公司
经　　销：	新华书店
开　　本：	889×1194　1/32　印张：3.5
字　　数：	70 千字
版　　次：	2023 年 12 月第 1 版
印　　次：	2024 年 1 月第 1 次印刷
标准书号：	ISBN 978-7-117-35903-0
定　　价：	49.90 元

打击盗版举报电话：**010-59787491**　　E-mail：**WQ @ pmph.com**
质量问题联系电话：**010-59787234**　　E-mail：**zhiliang @ pmph.com**
数字融合服务电话：**4001118166**　　E-mail：**zengzhi @ pmph.com**

与她续写未来——乳腺癌医患故事集

主编 邵志敏

编者（按姓氏笔画排序）

王 坤　王 殊　王 曦　刘 强

李 曼　杨 谨　吴克瑾　邵志敏

罗 静　耿翠芝　唐 鹏

序 一

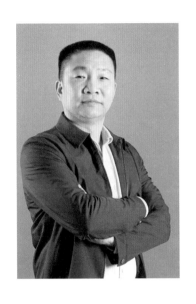

万世成先生

　　乳腺癌是女性最常见的恶性肿瘤，发病率位居女性恶性肿瘤的首位，严重危害女性的身心健康。每一位与乳腺癌斗争的女性，都在用她们对生命与生活的热爱，勇敢面对，突破自我。为此，中国抗癌协会乳腺癌专业委员会、人民健康共同组织策划了"无限她未来"项目，进而形成了本书的内容基础。

　　《与她续写未来——乳腺癌医患故事集》通过十余个医患故事，展示了乳腺癌患者与病魔斗争的坚毅与勇敢，以及医患间生命相托的携手同行。

我们希望通过《与她续写未来——乳腺癌医患故事集》的出版，帮助广大乳腺癌患者树立战胜疾病的信心，积极面对疾病、配合医生的治疗；鼓励更多医生和患者建立起紧密的情感联系和坚实的信任，并肩抗击疾病；提升社会各界对乳腺癌的认知度和关注度，为预防疾病的发生、降低疾病的危害共同作出努力，让乳腺癌患者拥有无限美好的未来！

人民网战略委员会委员　人民健康董事长

万世成

2023 年 9 月

序 二

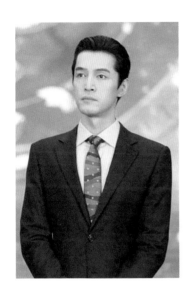

胡歌 先生

"遇到癌症要相信科学、相信医生，医患携手，无畏前行。"

作为一名演员，我曾饰演过各种各样的角色，也借由角色体验过不同的人生，其中包括一些身患绝症的病人。正是因为在塑造角色的过程中与人物产生了共情，我深切地感受到癌症可能给一个家庭带来的冲击，也更能明白除了接受科学的治疗外，患者和家属需要社会各界的精神支持和鼓励。正因如此，多年来我始终致力于参加乳腺癌以及女性健康公益活动，关注乳腺癌患者的治疗现状，以期能够帮助更多乳腺癌患者树立治愈疾病的信心。在这个过程中，我接触到很多乳腺癌患者，她们在生活中扮演着不同的"角色"：可能是母亲、是女儿、是妻子；是学校的教师、是公司的职员、是准备享受人生的退休职工……她们在忍受病痛的同时，还承受着生活的重压。令人动容的是，她们从未向疾病低头！

《与她续写未来——乳腺癌医患故事集》中收录的抗癌故事让我备受感动，尽管很多女性不得不承受疾病的折磨，但她们展现出了顽强的意志，从未失去对生命、对生活的热爱和追求，并最终在医生的帮助下战胜疾病，回归生活。

她们的故事让我坚信，即便不幸罹患癌症，只要能够相信科学、相信医生，医患携手，就能在抗癌之路上无畏前行。我希望更多乳腺癌患者和她的家人们能够从这些故事中汲取战胜疾病的力量，续写精彩人生。

演员

胡歌

2023 年 9 月

前　言

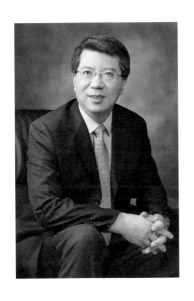

邵志敏 教授

"我们治病救人不只是诊治疾病，还要帮助患者建立起回归社会和重新开始生活的信心。"

30 多年与患者为伴的日子，让我深刻感受到了生命的可贵。在我的患者中，有的人青春靓丽，有的人对未来充满憧憬，她们都有大大小小的愿望等待实现。遗憾的是，很多女性因乳腺癌失去了追求美好生活的权利，这是比疾病本身更让人痛心的事情。作为乳腺肿瘤医生，我们有义务帮助她们走出困境，重新找回闪耀的人生。

2020 年，我国新发乳腺癌病例约 41.6 万，死亡病例约 11.7 万，约占全球乳腺癌死亡病例的 17.1%。可喜的是，随着现代医学的飞速发展，我们已经有了多种新型治疗方式，能够显著降低乳腺癌的复发风险，让更多乳腺癌患者有可能在早期得到治愈。得益于治疗手段和技术的进步，中国乳腺癌患者的5年生存率已经超80%，我所在的复旦大学附属肿瘤医院乳腺癌患者5年生存率已达93.6%，这一个个奇迹的背后是几代从事乳腺癌临床研究的科研人员的不懈奋斗，更是医患携手，共同努力的成果，"不仅活得更久，还要活得更好"成为关乎每位乳腺癌患者切身利益的重要命题。

长久以来，在许多人的印象中，乳腺癌患者的人生往往会变得黯然无色，尤其是切除乳腺后，不仅会在身体上遗留瘢痕，还会承受心灵的创伤。为了让更多人了解乳腺癌患者的真实经历、抗击病魔的心路历程以及积极开拓自己未来的勇气，我非常鼓励乳腺癌患者分享她们的治疗和康复经历，而这正是我主编《与她续写未来——乳腺癌医患故事集》一书的初衷。我希望通过这些真实的医患故事，让社会各界关注、关爱乳腺癌患者，这对于她们回归正常生活可以起到积极的推动作用。

每位女性都是一个家庭的灵魂，而作为一名临床医生，需要竭尽全力让每一位患者的人生不再失去色彩，让每一个家庭更加幸福、美满。在乳腺癌的整体治疗过程中，对于患者而言，让黯淡的人生重新充满色彩离不开医生的努力；对于医生而言，帮助患者重拾生活的信心是治病救人的职责所在。作为本书中故事的亲历者，我深切地体会到真实故事的力量，我们需要借助真实的诊疗故事去鼓励更多患者和医生并肩携手，共同抗击疾病。

乳腺癌并不可怕。让我们携手展望，越来越多的乳腺癌患者在经过科学的治疗后，不仅能够长期生存，而且能够重新找回生活的意义。我希望越来越多的医生、业内同仁能继续努力，为患者带来更多、更先进的治疗方法，让每一位乳腺癌患者都能续写精彩人生！

复旦大学附属肿瘤医院大外科主任兼乳腺外科主任
邵志敏
2023 年 9 月

目　录

成为光，
灿烂地绽放

与她续写未来——乳腺癌医患故事集

帮她们回归社会，重新树立生活的信心。

决不放弃，从不幸中幸福新生。

无畏挑战，为每个她延续生机与美丽。

"我觉得自己不是一个幸运的人，毕竟被确诊为这种疾病

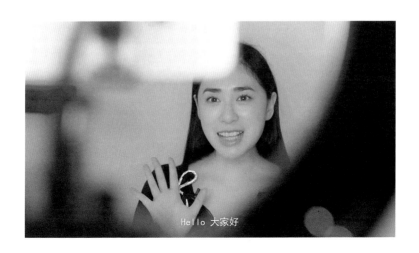

Hello 大家好

的女性，都不能说是幸运的。但我又觉得自己很幸福，因为从患病到现在，有父母和朋友们用爱默默支持我；有医生们尽心尽责地帮助我；有陌生人为我加油打气、分享她们心中的正能量，让我切实感受到了生活的美好。"今年 31 岁的乳腺癌患者培培（化名）面对镜头，自信而洒脱。

复旦大学附属肿瘤医院大外科主任兼乳腺外科主任邵志敏教授团队与培培共同讲述了通过科学治疗帮助她焕发新生的动人故事。乳腺癌患者康复俱乐部——妍康沙龙创始人、复旦大学附属肿瘤医院乳腺外科终身教授沈镇宙教授也回顾了沙龙的创建初衷。

谈及数十年临床工作中不曾改变的初心，邵志敏教授表示，"治病救人，不只是诊治疾病，还要帮助患者建立起回归社会和重新开始生活的信心。"

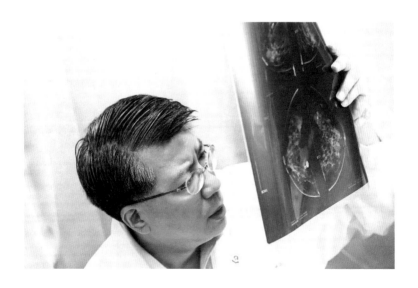

▶ 突如其来的梦魇

如果是走在大街上，很难有人会将青春靓丽的培培与乳腺癌患者画上等号。只有深入了解过她的经历后，才能深深地感受到这位姑娘与病魔斗争的坚毅与勇敢。在回忆和介绍自己患病、治疗的种种经历时，面对镜头侃侃而谈的她，眼神中始终充满着坚定。

"当时是在 2017 年年底，我在北京上班。那阵子每次来'大姨妈'，我都会觉得乳房有些胀痛，而且左侧的疼痛感比右侧更明显，在洗澡时甚至可以摸到里面有个肿块。由于工作的原因，拖了一段时间我才去医院做检查。2018 年春节，我被确诊为 $HR^{+①}HER2^{-②}$ 乳腺癌。"培培说，当时由于年纪较轻，根本没想到自己会得乳腺癌，只觉得做穿刺后会影响自己既定的游玩计划，所以特意赶在检查前出去滑了一次雪。

培培的经历已成为我国乳腺癌患者的一个缩影。90%的乳腺癌患者确诊是在早期，其中最为常见的亚型便是 $HR^{+}HER2^{-}$，占每年新发乳腺癌病例的 60%~70%。

"在这一系列数据的背后，我们能够看到，有很多女性因为疾病失去了追求美好生活的权利，这是比疾病更让人痛心的事。"邵志敏教授表示。

---

① HR^{+}：激素受体阳性。
② $HER2^{-}$：人类表皮生长因子受体 2 阴性。

▶ 一次手术给了她一次重生的机会

据培培介绍，为了不让她产生心理负担，报告是她爸爸偷偷取回家的。爸爸告诉她结果显示早期、良性，只要先做化疗再做手术就可以了。

"他和我说没事的，但是我听到妈妈在房间里偷偷哭，当时就能感觉到我的情况可能不是那么好，但其实有一点儿自欺欺人的心理，告诉自己放宽心，可能真的就是早期。"

培培的情绪崩溃出现在辗转了多家医院而医生都不建议手术后。"当时医生都不建议手术，我的情绪突然就崩溃了。"回想当时的情况，培培表示，医生的建议印证了自己心中对

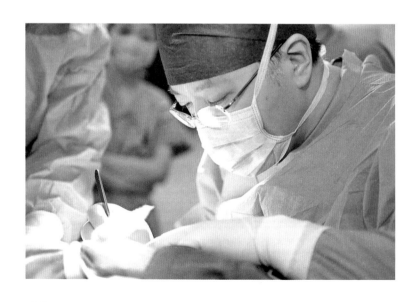

病情的揣测，突然就产生了对死亡的恐惧。

　　"当时，我的情绪根本绷不住，会不停冲爸爸发脾气。我甚至对他说，'你什么都别瞒我，我宁愿明白着死去，也不要糊涂着没了'。"

　　培培回忆，在又一次经历医生告知不建议手术之后，她"哇"地一声哭了。医生见状默默给她递了一张纸巾，建议她去找邵志敏教授团队试试看，兴许能有办法。培培和爸爸立刻赶赴上海，试图抓住这根"最后的救命稻草"。

　　值得庆幸的是，此次上海之行让培培迎来了人生的转机。邵志敏教授团队对培培进行了初诊和集体会诊后，决定为她进行手术。得知这一消息，培培和家人用一顿火锅大餐隆重地庆祝了一下。"我的病友几乎全部是出于害怕而哭着进入病房的，而我是一个人蹦蹦跳跳地上了手术台。推车过来接我的护工大叔问我为什么这么开心，我说我今天能动手术了，真的很开心。"

　　在复旦大学附属肿瘤医院乳腺外科副主任医师杨犇龙的印象中，培培当初被初步判断为乳腺癌腹膜后转移，无法进行手术；经邵志敏教授再次组织多学科会诊后，大家达成共识，肿瘤符合切除条件。"作为乳腺肿瘤科医生，我们每时每刻都面临着挑战，但从不畏惧。她还这么年轻，一次手术就意味着给了她一次重生的机会。"

　　"每一次诊断后，我们都会根据患者的具体情况制订最合适的治疗方案并进行个体化治疗。"邵志敏教授补充说。

▶ 80% 以上的乳腺癌患者已经可以实现临床治愈

"手术时间是 2018 年 7 月底，术后当晚伴随疼痛的还有另外一种感觉——重获新生的解脱。"回忆这段经历时，培培的脸上洋溢着微笑。

"从患病到现在已经 5 年多了，我的这种分型注定需要做长期治疗。同时，我觉得治疗很成功，完全可以坚持下去。"

对此，邵志敏教授表示，随着现代医学的飞速发展，80% 以上的乳腺癌患者已经可以实现临床治愈。

当恢复到一定阶段去医院复查时，培培还清楚地记得邵

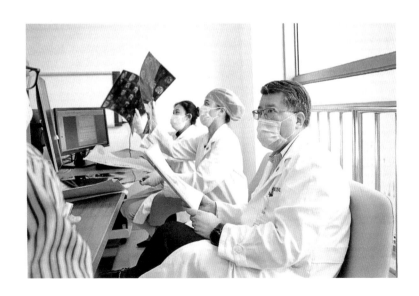

医生当时说的话："他对我说，'你的治疗已经结束了，要开始新的生活，以后想生孩子的话记得来找我。'当时我的第一个反应是邵医生除了讨论病情，第一次和我说了这么多话；第二个反应是我竟然还可以生小孩；最后我才意识到自己的治疗终于告一段落了，真是特别开心。"

"很大一部分乳腺癌患者是 HR^+HER2^- 亚型，与其他亚型患者不同，她们经过标准的手术、化疗、放疗后，还要接受 5~10 年的内分泌治疗。虽然这类患者多数能够在接受标准治疗后实现治愈，但仍然有部分腋窝淋巴结阳性的患者具有高复发风险，如阳性淋巴结数量较多、肿瘤体积较大或组织学分级较高的患者，她们的复发风险是其他乳腺癌患者的 3 倍。可喜的是，创新型治疗手段为她们提供了新的机会，让肿瘤更多地停留在早期，从整体上提升了治愈率。"杨犇龙医生说。

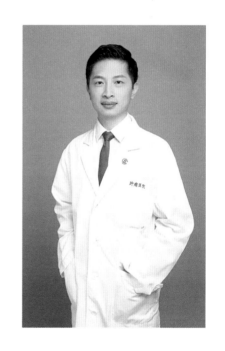

▶ 迎来更精彩的人生

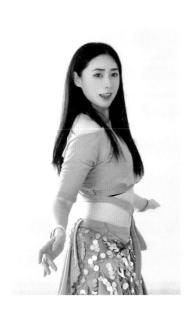

"人在面临死亡绝境的时候想活着，而手术成功后就想让人生变得更加精彩。我现在经历了乳房重建，生活更加方便了，包括健身服在内的一些 V 领衣服都可以穿了。"手术结束后，在医生的建议下培培决定进行乳房重建。

培培感慨，经历过这场大病后，她意识到生命的短暂和宝贵。如今的她，爱上了跳肚皮舞并考取了教练证，每年的冬季依然会去玩单板滑雪……她还想去学习潜水、骑摩托车。

"我现在想尝试各种新鲜的事物。"讲到这儿，培培外表虽然平静，但眼睛里却闪烁着兴奋的光芒。

谈及乳房重建，杨犇龙医生表示："在治愈患者时，对她们的形体进行最大程度地保护与修复，也是我们非常看重的一点。在治疗中我们会尽可能保乳，如果情况不允许，就会建议患者进行乳房重建。我们希望这些患者不会因为自己的

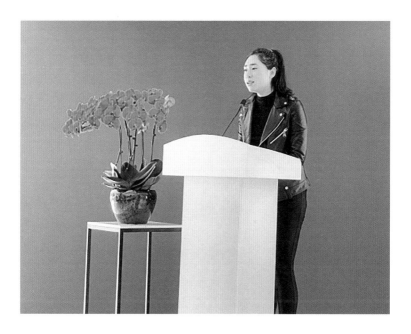

形体而对回归社会造成负面影响，这对于提高患者的生活质量有着非常重要的意义。邵老师也曾提出一个愿景——希望通过努力，让我们诊治的所有年轻女性患者都不会因为乳腺癌而失去乳房，这对于她们的生活有着重要的意义。"

"医院经常会组织多种多样的患者活动，如治疗时的病友群，治疗结束后的妍康沙龙。我经常会参加沙龙组织的舞蹈、手工、模特表演等活动。10月底，我们有个舞蹈表演，目前正在紧张排练中。"培培说。

对于妍康沙龙，沈镇宙教授介绍说，自2003年创办这个乳腺癌患者康复群，距今已有20年。"'妍'是美丽，'康'是健康，这不仅是对康复患者的祝福，也是希望她们在今后的

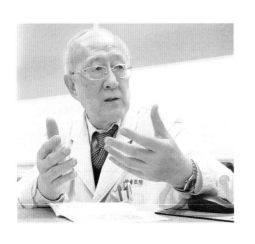

人生中都能够继续保持美丽和健康。创办沙龙的初衷是想用科学的态度全方位、全周期地帮助乳腺癌患者面对疾病、消除顾虑，重新融入社会。"

复旦大学附属肿瘤医院乳腺外科副主任医师、妍康沙龙"橘子医生"汤立晨医生介绍，沙龙最突出的特色是医、护、患三位一体。"沙龙为患者提供了专业支持，帮助患者正确对抗癌症；提供病友支持，即病友间相互帮助，帮助患者顺利度过心理上的困难期；提供社会支持，集合社会力量共同关爱患者，让她们在康复后尽早实现社会价值。"

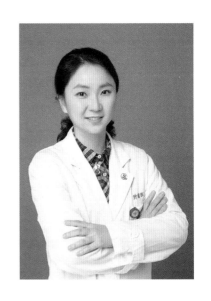

"我们鼓励更多的乳腺癌患者分享她们的治疗和康复经历，因为这些分享能够引起社会各界更多关注，对她们回归正常生活起到积极作用。"沈镇宙教授总结说。

抗癌，
是为了更有尊严地
活下去

与她续写未来——乳腺癌医患故事集

生存和生活质量二者并不矛盾。

放下情绪，"与癌共生"的信念激励她重启人生。

精准治疗，让患者不仅活得长，而且活得好。

从 2017 年年初确诊乳腺癌至今，46 岁陶漩敏（化名）的抗癌之路已经走了六年有余。两次复发、三次手术、化疗、放疗、内分泌治疗……围绕着治疗，时间慢慢被放大，情绪慢慢被抚平。她形容这是一种"独特的体验""乳腺癌不会立刻结束生命，反倒能让我重新审视过去的生活，去尝试我想要过的人生，你说是不是挺特别的？"

当下，我国虽然正处于人口老龄化进程中，但乳腺癌的发病正呈现年轻化趋势。这一点临床医生最有发言权。在陶漩敏的主诊医生——中山大学孙逸仙纪念医院外科主任、逸

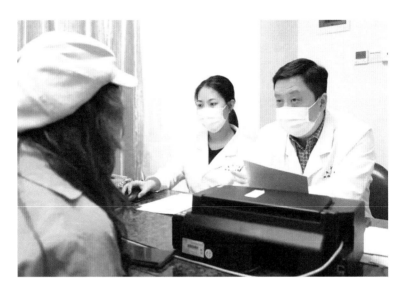

仙乳腺肿瘤医院副院长刘强教授所在的医院，2015—2021年间，40岁以下新发乳腺癌患者的比例已由17.7%升至22.3%，超过了总体发病的1/5。我国乳腺癌患者的中位年龄较西方国家低十余岁。

尽管诊疗技术的进步已经让乳腺癌患者的生存率大幅提升，但对于陶漩敏这样的年轻患者，与乳腺癌的抗争远不止生理层面，更是一个个关乎生存时间和生活质量的考量和抉择。

▶ 当生病变成一种逃离

2017年2月，陶漩敏清晰地记得这个时间，她去医院复查已经存在了半年的乳腺结节。和以往仅做乳腺B超检查不同，表情凝重的医生又为她增加了两项新的检查——乳房穿刺和乳腺钼靶。

4天后，当医生告知陶漩敏"乳腺癌早期，需要尽快手术"的消息时，她没当回事，"下周我还要去北京和广州出差，把事情办完后再手术可以吗？"当时陶漩敏在深圳一家大型企业工作，用她自己的话形容，工作状态相当"卷"，以致在听到医生宣判自己得了乳腺癌时，她的第一反应竟然是"终于可以请假好好休息一阵子了"。

这份平静和理智，连陶漩敏自己都感到不可思议——在自我认知中，她并不是个坚强的人，但为何在生病这件事上反倒能冷静地接受？回头剖析当时的心境，陶漩敏觉得，在那个时间点上想要往前走，自己就必须得面对生病的事实，"再多的情绪也无济于事"。

从医多年，中山大学孙逸仙纪念医院乳腺外科主治医师李玉东的感受是，整个社会对乳腺癌的关注度越来越高，患者对疾病的认知和接受程度也越来越高。得知最终的确诊结果时，接近半数的患者可以坦然接受——至少表面平静。从手术、化疗、放疗到靶向治疗、内分泌治疗，很多乳腺癌患者需要经历5~10年的漫长治疗过程，"即便最初非常恐慌、焦虑，大多数患者在抗癌过程中也能慢慢消化这种不良情绪。"

2017年3月，陶漩敏在中山大学孙逸仙纪念医院进行了手术。不幸中的万幸，她的乳腺癌属于 HR^+HER2^- 型。

刘强医生解释，HR^+HER2^- 是乳腺癌最常见的一种亚型，

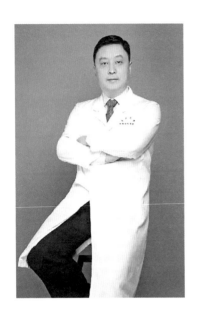

预后相对较好，复发和转移风险相对较低。加之陶潋敏确诊时的分期属于较早期，既没有区域性淋巴转移，也没有远处脏器转移，治愈率相对较高，预计预后良好。

化疗、放疗、吃药、定期复查，陶潋敏遵从医嘱规范地进行着治疗和随访，然而，在仅仅两年半后的2019年年底，她的乳腺癌就出现了局部复发及腋窝淋巴转移。

丰富的临床经验让刘强医生不禁想到"虽说乳腺癌复发转移时有发生，但根据陶潋敏的情况，在如此短的时间内复发，

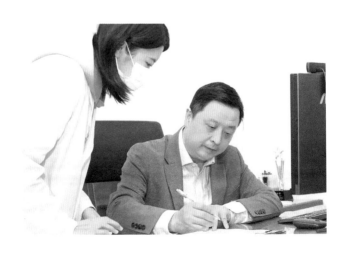

会不会有独特的驱动因素？"刘强医生建议陶漩敏进行基因检测，结果证实了他的猜测——*HER2*基因突变。

在团队其他医生看来，这正是刘强医生的过人之处，总是能根据每个患者的特点制订精准的个体化治疗方案，并取得意想不到的疗效。

"对于大部分早期乳腺癌患者，接受标准化治疗即可达到最佳效果，但有时也需要考虑到患者的个体差异，让她们以最小的代价达到最佳的治疗效果。"刘强医生说。

▶ 要生存，还是要生活质量

在 2019 年年底的这次复发后，陶漩敏先是接受了手术，接下来又接受了 8 个疗程的化疗。药液进入身体就像外来物种侵袭，她感到身体上的每一寸肌肤、每一根血管里都有小针在不停地游走，"那种刺痛感无法形容，我当时真的差一点儿放弃"。

她清楚地记得那是 2020 年 6 月中上旬的一个凌晨，窗外微风徐徐，"我当时就想，如果现在跳下去，我就解脱了……但最终我还是忍住了"。儿子还有两周就要中考了，母亲当时也在陶漩敏的家中照顾她，"如果自己真迈出了那一步，儿子的一生就毁了，母亲估计也会随我而去。"

第二天，陶漩敏给李玉东医生打去了求救电话，要求换药，"再这样下去，我真的受不了了。"

陶漩敏的另一次崩溃同样发生在第一次复发后。由于存

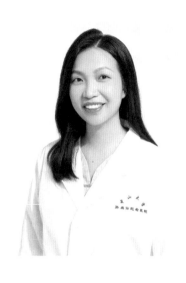

在 *HER2* 基因突变，医生对她进行了对应性药物治疗，而该药物引发了严重腹泻，她被折磨得虚弱不堪——开车送孩子上学，刚上车就要四处找寻厕所；自然也没办法去公司上班，因为她需要不停地去洗手间解决内急。

李玉东医生介绍，乳腺癌的治疗是一个长期的过程，在这个过程中许多患者会受到药物不良反应的困扰。但在和乳腺癌抗争的过程中，陶漪敏愈发坚定了自己的诉求——不希望因为抗癌而牺牲自己的生活质量。"抗癌是为了更好地生活，以牺牲生活质量为代价，这个结果不是我想要的。"

在化疗不良反应最为严重的那段时间，经过沟通，在不影响治疗效果的前提下，李玉东医生为陶漪敏更换了化疗药物。每次沟通病情，李医生总能让陶漪敏感到一种温柔的坚定，"化疗期间有时我的不良反应比较严重，李医生会关心我，而他同时需要管理很多患者。"陶漪敏对自身诉求清晰的表达也给医生们留下了深刻的印象。"药物或多或少存在不良反应，每个患者对不良反应的耐受程度不一样，我们可以对症处理，也可以在一定范围内酌情调整治疗方案。"李玉东医生解释。

▶ "尊严生存"已成为常态

年轻的乳腺癌患者，往往既是社会的中流砥柱，也是家庭的主力军，工作的同时还要肩负起照顾父母和孩子的重担。一旦患病，对自己的职业规划和整个家庭的未来都将产生很大影响。"她们对药物不良反应的耐受、对生活质量的期待，是具有年龄特征的。"李玉东医生说。

"针对乳腺癌的治疗，不仅是治病，也是治人。"刘强医生说，正因如此，团队更愿意从患者的角度来思考应该如何治疗。尊重患者的选择并不是任由患者随意选择，而是在反复沟通的基础上，根据患者的特点作出最适合她的治疗选择。在乳腺癌的治疗中，这种医患之间的交流非常重要，沟通的

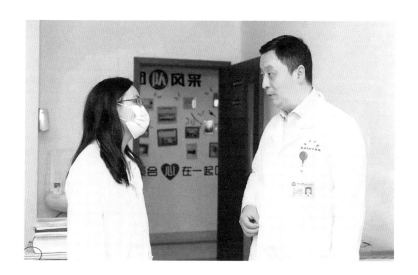

根本是解释疾病、答疑解惑、建立信任、共担风险。医生越来越深刻地体会到，每个患者对自己的治疗是有决定权的，作为医生只能尽最大努力为患者制订最适合的治疗方案，之后如何治疗，还是要让患者自己作出决定。

有的患者说我只要生存，或者说我只要生活质量，这两种观念其实都存在偏颇。对于乳腺癌患者来说，生存和生活质量二者并不矛盾。过去由于治疗手段有限，晚期乳腺癌患者以追求生存时间为主，但随着新的治疗理念和新的药物的出现，在我国乳腺癌的 5 年生存率位居所有癌症的前列，早期乳腺癌的预后已经非常好了，"尊严生存"已经成为现实。李玉东医生说，"在为患者制订治疗方案时，医生会更多考虑如何在延长生存时间的同时提高患者的生活质量。"

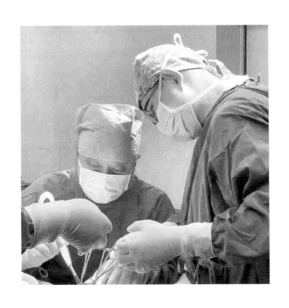

2021年，陶漩敏的乳腺癌再次复发，刘强教授团队为她进行了病灶扩大切除术，同时建议她加强局部治疗，进行全胸壁加腋窝放疗。目前，陶漩敏正在接受内分泌治疗联合靶向治疗，病情稳定。

陶漩敏说，如今自己已经可以平静地接纳各种可能性，包括未来肿瘤的再次复发。但相比以前，幸福感反而更高了。确诊后，她翻出了十年前的日记本，字里行间满是疲惫和不开心。当时的她是典型的"虎妈"——要负责"鸡娃"，每天和儿子斗智斗勇，但同时她总觉得自己的生活"缺爱"。现在的她，开始学习家庭教育、正念疗法和芳香疗法，调整心态去尝试自己想要的生活。

作为乳腺癌患者，陶漩敏怀有"与癌共生"的信念，也常常鼓励身边的病友"不要只想着战胜癌症，要试着去接纳它、拥抱它，享受美好的生活。"

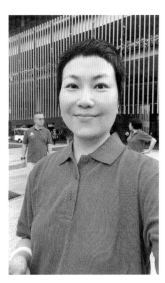

从确诊乳腺癌、难以接受，到慢慢释怀，再到完成所有治疗，医生们也有一种如释重负的感觉。李玉东医生说，每每让她心生成就感的，是看到早期乳腺癌患者结束治疗、进入随访，"这代表每一个她都取得了阶段性胜利，成为全新的自己，勇敢追寻美丽人生"。

抗癌十年，
舞出不一样的精彩
人生

除了身体康复，心理康复也格外重要。

浴火重生，她点亮自己，照亮别人。

一路相伴，她帮助患者活出精彩人生。

10年前，50岁的李焰被确诊为乳腺癌。她悲叹过、痛哭过，一度惶惶不可终日。

那时的李焰未曾想过，10年后的她身体状况良好，完全看不出曾是一名乳腺癌患者，还在"康馨家园"这个乳腺癌病友"大家庭"中找到了前所未有的安全感和归属感。她从"康馨家园"的参与者慢慢变成了带头人，编排舞蹈，创建模特队和朗读者俱乐部，带着团员们到各处演出，给众多乳腺癌病友带去了心灵的抚慰和无尽的力量。

病友们评价李焰"像火焰一样，点亮自己，照亮别人。"

▶ 萌发助人之心

那是 2013 年的夏天，李焰总是觉得乳房疼痛，于是一个人去医院做了检查。经过一番波折，最终在河北医科大学第四医院确诊为乳腺癌，医生当即让她到东院区住院。坐上公交车后，她情绪崩溃，不管不顾地大哭了起来。

就在不久前，李焰的母亲突然去世，李焰一直没能从悲痛中走出来，只要想起母亲，就忍不住哭泣，原本开朗的她一下子像变了个人。半年后，乳腺癌降临到了她的身上。当时，李焰的孩子刚结婚，想到以后孩子可能就没有妈妈了，她在手术前一晚通宵给家人写了封遗书，将家里的大事小情全部交代妥当。

河北医科大学第四医院乳腺中心耿翠芝医生介绍，好在李焰的乳腺癌属于早期，没有淋巴转移。

手术切除肿瘤后的第 4 天，2013 年 10 月 18 日，是河北医科大学第四医院一年一度的乳腺癌"粉红丝带月"活动。护士告诉李焰，医院礼堂有大型医患联谊表演，还有科普问答环节。由于对乳腺癌的了解不多，李焰对科普问答特别感兴趣。于是，她穿着病号服、挂着引流袋便去了现场，而舞台上的一切令她感到了深深的震撼，至今难忘。

她回忆起当时的情景，刚刚做完手术的自己虚弱至极，以为自己接下来的人生会是无尽的灰暗与惨淡。当她推开那扇门，看到了聚光灯下表演节目的乳腺癌病友，活力四射、

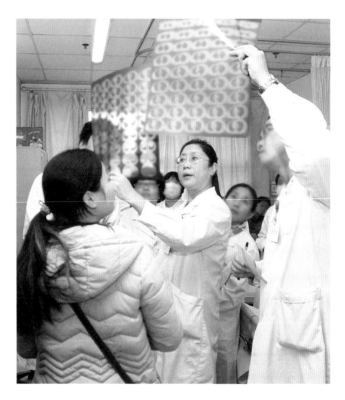

自信满满，她不禁问自己："我以后是不是也能像她们这样？"

　　她想起了自己手术后的那天晚上，爱人的一通电话，不但大姐连夜从北京赶回石家庄，其他亲人也全都来医院探望。她还想起了确诊后低落的心情、思想上的波动。"家里但凡有一个癌症患者，全家都跟着操心受累，患者的心理压力很大。"看完病友的表演，李焰想等自己身体状况好转之后也要加入病友组织，鼓励新病友，为病友的生活带去更多色彩。

李焰在确诊后的状态非常具有代表性。耿翠芝医生发现，很多乳腺癌患者在确诊时处于 40~60 岁，她们不仅是家庭的顶梁柱，也是社会的中坚力量。正因为承受着家庭和社会的双重压力，这部分患者在确诊后的情绪波动远大于绝经后的高龄患者，更容易出现沮丧、抑郁等不良情绪。

　　耿翠芝医生表示，除了身体的康复外，帮助患者建立信心、进行心理康复也格外重要。或许是因为有了共同的经历，病友间的心理疏导效果是无可比拟的。出于这样的考量，2010 年，河北医科大学第四医院乳腺中心成立了乳腺癌病友之家——康馨家园。这个名字是耿翠芝医生和其他医生一起取的，"康馨"意为"健康温馨"。用她的话说，康馨家园的主要任务是把乳腺癌患者组织起来，一起去"玩"，增强病友

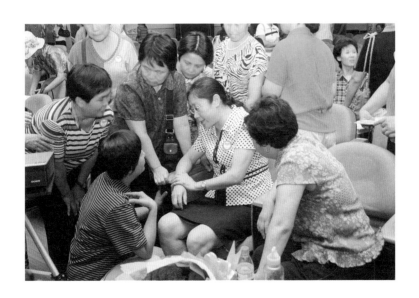

们战胜疾病的信心、勇气和力量。

▶ 赠人玫瑰，手有余香

只不过，当时的李焰还"自顾不暇"——手术后，病痛暂时占据了上风，还有 6 次化疗在等着她。李焰爱美，看到化疗后的病友光着头，说什么也接受不了，"我不想要那样的生活"。等到她终于下定决心同意接受化疗，5 次之后又因为血栓不得不选择了停止。耿翠芝医生解释，化疗中出现血栓不太常见，而且出现血栓也有办法延续治疗。但是当时考虑到李焰经历了手术和化疗后所承受的心理压力，又考量了已经完成的 5 次化疗的效果，医生最终还是选择尊重她停止化

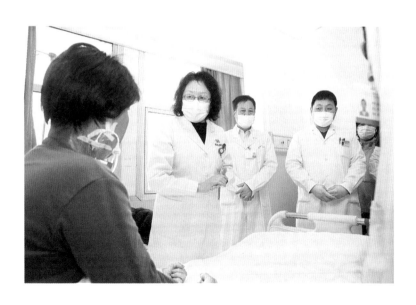

疗的意愿。

一年后，李焰的身体基本康复。为了帮助刚确诊的乳腺癌患者尽快从疾病的阴霾中走出来，医院经常会组织病房探访互动——"老战友"走进病房，用自己的亲身经历打开"新战友"的心结。在一次病房探访中，一位70多岁的大学退休教师看到幼师出身的李焰形象好、性格活泼、声音条件也不错，就走到李焰的病床前，鼓励她加入"康馨家园"，参与病友活动。

正是因为这次病友交流，使得李焰回想起了初次看到病友演出时的羡慕与震撼。在病友们的一再鼓励下，李焰最终决定加入"康馨家园"。

病友聚在一起唱歌、跳舞、分享康复心得，李焰感受到了一种久违的轻松和快乐。热爱文艺的她加入了康馨家园艺术团，独立编排创作了舞蹈《快乐地跳吧》《因为是医生》，而医生们也抽出时间和病友们一起排练、演出。

开朗的性格和强大号召力让李焰慢慢成为艺术团的带头人。病友们格外期待每周一次的活动，常常迫不及待地给李焰发消息，"我们就等你发通知啦！"

有的病友住得远，前一晚便坐车到石家庄市里，在亲戚或朋友家投宿一晚，只为赶上第二天一早的排练，和其他病友见上一面。还有的病友之前没有舞蹈基础，为了演出效果，狠下功夫一点儿一点儿地学，其他病友则是手把手地教。

久而久之，李焰也感受到了赠人玫瑰，手有余香的快乐。艺术团以50岁以上的病友居多，她们以往在家养病，几乎没有任何社交活动，一旦身体好些了，便围着锅碗瓢盆打转。"我能感受到她们的生活非常单调，无法体现自我价值。"李焰说。在艺术团里病友之间相互鼓励、互相扶持，真的有了回家的感觉。

每当看到病友们优雅大方地舞蹈，或是穿上旗袍走上T台，耿翠芝教授团队的医生们都忍不住感动落泪。因为，这代表着病友们褪去了"乳腺癌患者"的标签，重新融入了正常生活。

"如果整天担心乳腺癌是不是复发了、担心自己今后该怎么办，这不利于乳腺癌的康复，更不是我们临床医生想要看到的。"耿翠芝医生坦言，看到乳腺癌患者像正常人一样工作、生活，这才是身为医者成就感的最大来源。

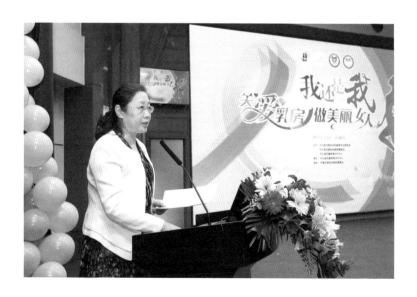

▶ 活出精彩人生

随着病友人数越来越多，康馨家园如今细分成"悦动""悦唱""悦读"三个小组。在这个大家庭中，病友们热情交流，无所不谈，线上线下的活动从未停止。

距离确诊乳腺癌已经过去了十年，李焰的身体恢复良好。在平日的生活里，她早已抛掉了"乳腺癌患者"的标签，却丝毫不忌讳提及过往，她用曾经的抗癌经历鼓励了很多新病友。

她和医生一起表演节目、参加新老病友见面会，做客电台、电视台，和医生一起解答病友关心的乳腺癌问题。李焰

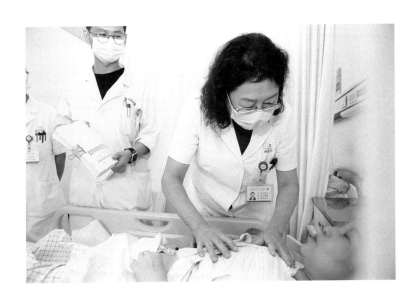

说，这十年，她感觉自己重生了，在帮助他人、快乐自己的过程中，又一次真正体验到了人世间的美好。

这十年间，医学技术也在进步，乳腺癌手术的保乳率不断提高，越来越多的女性在能够有效治疗乳腺癌的前提下很好地保留了女性的形体，而无法保乳的患者也可以通过乳房重建术恢复自信，更好地适应患病后的生活。

"昨天我做的8台乳腺癌手术，没有一个患者会失去乳房。"耿翠芝医生说，"健康就是美丽，希望每一个患者都能活出自己的精彩人生。"

抗癌十年，
生活从未远离

看病之前先做功课的"学术型患者"。

十年渡两"劫"，她在劫难中收获爱与成长。

医病也医心，他和患者并肩撕去"乳腺癌患者"的标签。

很多癌症患者会把抗癌成功形容为"渡了一次劫"，对于49 岁的廖鑫意（化名）来说，十年时间内她艰难地"渡劫"了两次。

2013 年和 2018 年，她两次与乳腺癌这个敌人交手。和普通患者不同，廖鑫意是那种有主见、懂得多的"学术型患者"，护理专业出身的她少了些迷茫，多了些对疾病的控制权。

2018 年第二次确诊乳腺癌后，她和儿子有过一次对话。她有些震惊，眼前这个一贯粗线条的"理科男"其实什么都懂。当时，廖鑫意感叹生命是 U 字形的，儿子回答："不，妈妈，生命是 V 字形的，你现在处于最低点，马上就要到上升期了。"

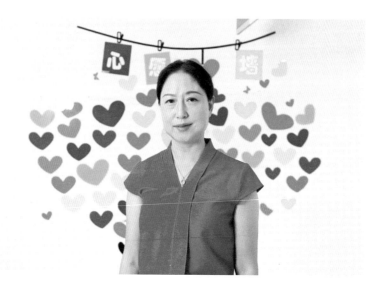

十年治疗，不断闯关，廖鑫意始终没有离开工作岗位，她独自一人还房贷、还车贷，还把儿子送进了大学。她能接受病后暂时瘦弱体虚的自己，但不容许颓废松懈的状态。她试图去证明乳腺癌患者接受规范治疗后可以像健康人一样正常生活。

廖鑫意这类患者，是她的主治医生、广东省人民医院乳腺肿瘤科主任王坤教授非常欣赏的——生病时积极治疗，治疗结束后就回归正常生活，不再给自己贴上"乳腺癌患者"的标签。

▶ 从旁观者到亲历者

2013 年 3 月，拿到确诊报告的那一刻，廖鑫意陷入绝望，无法控制崩溃的情绪，在 B 超室门口当着医生的面号啕大哭，边哭边朝医生反复念叨："儿子才10岁，没了妈妈可怎么办？"

廖鑫意曾是广州一家三甲医院的护士，接受过良好的医学教育，对乳腺癌谈不上陌生。身边有朋友确诊了，她劝解对方，乳腺癌虽是全球女性的高发癌症，但目前治疗手段丰富，效果也不错。等癌症落到自己头上，自己从旁观者变成了亲历者，她才觉得这些话有些"轻飘飘"——哪怕那些耳熟能详的医学知识在脑海里轮流滚动，她还是觉得自己"被判了死刑"。

廖鑫意的性格中有追求完美和不认输的一面。她曾是医院里的临床带教老师，在教学方面一丝不苟，一边工作，一边独自带着孩子，对孩子的期望也颇高。2011年，廖鑫意考上了事业编制，从三甲医院离职，正想着在新单位拼出一番成绩，没想到一股强力将她拉出了既定的轨道。

那是廖鑫意人生的最低谷：2012年离婚，一年后患上 Luminal A 型乳腺癌。朋友开解她："患上乳腺癌是不幸中的万幸，和胃癌、肺癌相比，乳腺癌的预后已经相当好了。""凌乱"了一阵之后，廖鑫意开始自救，她开始面对自己已经成为"乳腺癌患者"这个事实，尽管这种滋味并不美妙。

从崩溃到面对，廖鑫意的心态不是个例。王坤医生遇到过很多患者，刚确诊时心态一下子就垮了，总感觉自己时日无多，他索性先让对方痛痛快快哭一场，然后开始讲事实、摆数据——乳腺癌在实体肿瘤中预后非常好，积极配合治疗，

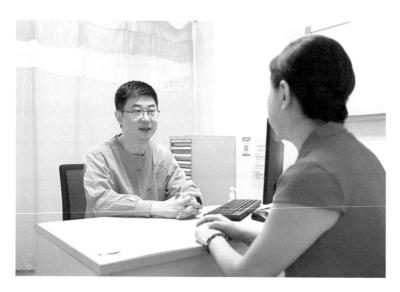

5 年生存率很高，已经超过了 80%，可能终身都不会复发，"听完这番解释，很多患者能够从绝望中重新看到希望。"

▶ 学术型患者：看病之前先"做功课"

在廖鑫意看来，每次找王坤医生看病就如同上课，需要提前"预习"——不仅要带上检查报告，还要把需要咨询的问题按照优先级一一记下，就诊时开门见山，照着问题清单清晰地表达自己的疑问和需求。

廖鑫意笑称自己较真的本性难移，王坤医生的诊室门口总是人头攒动，在那样的环境下，患者很可能心慌意乱，稀里糊涂忘了要问的问题，回到家才想起来该问的都没问。因

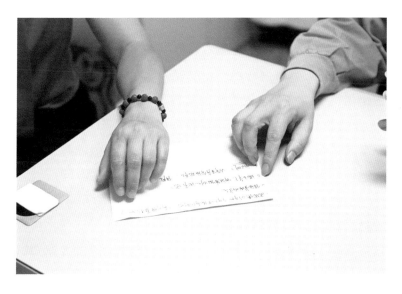

此，廖鑫意为自己准备了小纸条，提前记录需要向医生咨询的问题。

"前两天去看门诊时，我指着小纸条一条条问医生，这个药还要继续用吗？换成另外一种行不行？"在一众乳腺癌患者中，廖鑫意能感受到自己的不同——药物名称和治疗方案信手拈来，了解信息的渠道更多，更"懂行"。虽然始终会按照王坤医生的意见进行治疗，但医生每次给出的治疗方案和治疗建议，她总能分析出一二三来，也会有自己的判断。

对于廖鑫意这样具有专业背景的"学术型患者"，王坤医生习惯拿着诊疗指南耐心解释，"对于她理解不准确的地方，就向她解释清楚，为什么要这样、原理是什么，讲清楚了，这类患者的配合度很高。"

但从医多年，王坤医生并不鼓励这种做法，尤其是对那些不具备专业知识的普通患者。他担心，如果患者每天都沉浸在寻找病因、了解药物不良反应、学习相当专业晦涩的药物作用机制，将会引发更深的焦虑、承受更大的心理压力，"专业问题不如全权交给每天都在和疾病打交道的医生，医生更专业、更有经验，患者只需要了解病情到了什么程度、应该做什么就够了。"

　　和普通患者不同，廖鑫意很少参加病友群的互动。偶尔，看到病友咨询非常基础的医学问题，如尿常规检查测出蛋白该怎么办、应该做哪些检查……她也会搬出自己的专业知识为病友答疑解惑。

　　"有些病友听到别人说了什么，就随手发在患者群里，我觉得这会造成一些误导。"廖鑫意说，病友的抗癌经历固然宝贵，但癌症是一种非常复杂、极度个性化的疾病，即便是同一种癌症，不同的身体状况、基础疾病、治疗史等也会导致相同的治疗方案可能带来不同的结果。所以，病友的经验分享只能借鉴，具体治疗还是要谨遵医嘱，专业的医学科普应该交给专业的人去做。

▶ 抗癌十年，生活仍在继续

　　2013年3月25日，廖鑫意清楚地记得第一次手术的日子。术后仅休息一周，她就选择了回去工作。化疗每21天一次，廖鑫意化疗完休息一周，再回单位上两周班。重回工作岗位一是出于经济考虑——离婚后，廖鑫意独自抚养孩子，还有房贷要还。更重要的是，她不想闷在家里胡思乱想，工作让她觉得能找到存在的价值。

正当她跨过 5 年生存期时，2018 年，她又被诊断出对侧乳房乳腺癌。王坤医生介绍说这种情况并不常见，和乳腺癌复发转移不一样，廖鑫意属于第二原发肿瘤，再次得了"全新"的肿瘤——2013 年左侧的乳腺癌是 Luminal A 型，2018 年右侧的乳腺癌是 Luminal B 型 *HER2*$^+$，"类型不一样，意味着两侧乳腺癌不是'一家人'，需要按照不同的分型进行治疗"。

这一次生病后，无论是化疗还是靶向治疗期间，廖鑫意依然在确认自己的身体状态恢复得不错之后就回去工作了。她调低了对事业的期望值，把工作当成是生活的一部分，踏

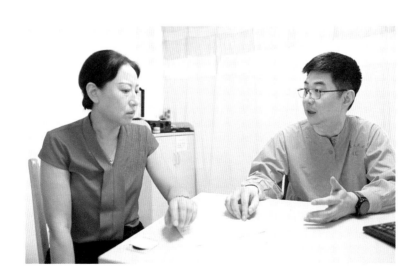

实地缓步前行。

从康复期的第一天起，她便更加注意自己的身体和生活。生病前，每天的早餐经常被糊弄过去，2013年生病后，她讲究起了每餐的营养搭配。不爱运动的她逼着自己锻炼，从爬山、跑步到瑜伽、游泳，2017年，她甚至参加了当地的蓝天救援队。

加入蓝天救援队纯属机缘巧合。2014年术后康复阶段，廖鑫意在爬山时认识了一位朋友，对方告诉她，蓝天救援队非常缺乏医护人员参与当地各种灾害事故的救援行动。"万事有舍有得，我去帮助别人，未来在某个方面可能也会得到别人的帮助。"

作为蓝天救援队的队员，廖鑫意必须每年参加一次10千米跑步考核，这对处于康复期的她实属不易，"按我现在49岁的年纪，我需要在80分钟内跑完才算合格。"一次，为了配合警方寻找在山上试图轻生的小伙子，廖鑫意和队友们在一天之内足足走了4万步。

王坤医生非常赞赏廖鑫意的生活和工作态度。在他看来，乳腺癌已经逐渐作为一种慢性病进行管理，康复后的患者不该把"乳腺癌患者"的标签一直贴到自己身上，"一个人的精神状态和追求非常重要，兴趣爱好可以帮助患者转移注意力，让生活变得充实，同时帮助患者从紧绷、焦虑的心理状态中释放出来，更有利于病情康复。"

廖鑫意深知，抗癌是一辈子的事，目前治疗只是暂时告一段落。虽然内心依然把自己当成肿瘤患者，但她尽量让自

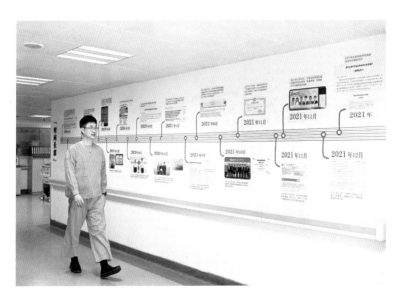

己回归正常生活。儿子已经大学毕业，几乎不用她操心，如今的廖鑫意，工作、运动、和朋友聚会，日子过得熠熠发光。她还打算继续好好经营生活、晋升职称，因为"想给自己一点儿压力"。

廖鑫意非常希望分享自己的十年抗癌经历，没有悲戚、哀怨，而是向病友传播乳腺癌治疗、康复常识，分享自己在劫难中看到的爱、获得的成长，"我一个人都能走过来，你们还有家人的陪伴，有那么多坚实的肩膀，抗癌之路会轻松很多。"

一位
单亲妈妈的抗癌史

与她续写未来——乳腺癌医患故事集

社会各界的微光，为她托起了希望。
解开心结，她与命运抗衡，积极面对治疗。
悉心劝导，他们帮助平凡的家庭越过人生的沟壑。

在与汪美（化名）的沟通中，她曲折的经历和朴素的乐观尤其令人印象深刻。

在外人眼里，这位 48 岁的单亲妈妈日子过得紧巴巴的。她所要面对的是漫长的乳腺癌治疗，独自一人养育孩子的经济负担，和亲人自顾不暇的孤立无援。

"回想这几年，我都不敢相信自己走过来了。"汪美说，她很开心自己还活着。

在某种程度上，汪美也是一类乳腺癌患者的代表。医生的关心、社会各界的帮助、政策的扶持，支撑着她走过治疗时痛苦的日子，支撑着平凡的家庭越过人生的沟壑。

▶ 解开心结，与命运抗衡

经济状况窘迫，这是中山大学肿瘤防治中心乳腺科医生们对汪美的第一印象。

门诊、穿刺手术、确诊乳腺癌，科室医生替汪美预约住院、登记信息，好不容易排上了床位，医生给汪美打了好几次电话，却迟迟不见她出现，"汪美，你怎么还不来做手术？"

单是"乳腺癌"三个字和后续的治疗费用，就把汪美吓得退缩了。家中曾有长辈因肺癌去世，汪美一直觉得乳腺癌是不治之症。她如实回答："乳腺癌，肯定没得治了。"

汪美害怕生病，也害怕花钱。命运似乎没有眷顾这位48岁的单亲妈妈。和前夫离婚后，她独自一人带着孩子。为了生存，汪美每天打几份工——白天带着女儿做零工；晚上女儿在出租房入睡后，她再次出门做钟点工。用她自己的话说，"像老虎一样搏命"，直到2017年被确诊为乳腺癌。

"只要来治，就有很大的希望；如果不治，复发之后希望就比较渺茫了。"电话那头，医生反复劝说。中山大学肿瘤防治中心乳腺科主任王曦教授介绍，虽然乳腺癌已经超越肺癌成为全球发病率最高的恶性肿瘤，但乳腺癌患者的总体生存率很高，"汪美是ⅡA期的乳腺癌患者，属于早中期。"

和患者打交道多年，王曦医生表示，经济负担确实是临床医生在诊疗过程中经常面临的一个问题。乳腺癌患者在疾病早期接受治疗，往往能获得事半功倍的效果。"通常而

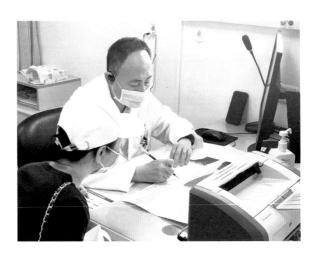

言，越早接受规范化治疗，花费越少；一旦到了晚期，花费往往更多，效果还不尽如人意。因此，树立早诊早治的理念不仅有助于提升治疗效果，也能从经济方面降低患者的治疗负担。"

"作为临床医生，我们面对的是一个个有思想的、活生生的人。"王曦医生说，多年来，科室一直强调人文关怀，入院时医生不仅会询问患者的疾病情况，也会抽空闲聊几句，了解患者大致的家庭背景，"比如汪美，家庭情况比较特殊，后来我们也有意识地和她加强联系，遇到问题或者困难我们都会尽可能地帮她解决。"

汪美的主治医生、中山大学肿瘤防治中心叶锋教授表示："在患者进行选择的过程中，如果医生能够有更多耐心来解答患者提出的问题，对于提升患者的理解程度，作出明智的选择是非常有帮助的。"

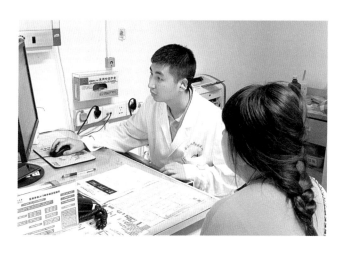

在医生的劝导下，汪美决心与疾病抗争。

手术很顺利。出院那天，医生体恤汪美的不易，帮忙叫了车，直接把她送回家，还替她支付了车费。

医生们都理解这位单亲妈妈的难处，"她反复和我们说，攒钱是为了供女儿读书，女儿成绩不错。知道她不容易，在力所能及的范围内，我们也会尽量给予她一些帮助。"叶锋医生说。

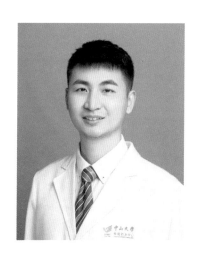

2017 年刚确诊乳腺癌时，汪美尚有医保。开始治疗后，工厂借故辞退了她。医生们绞尽脑汁安排治疗进度，将花费较多的治疗项目赶在医保到期之前完成，让她得以不间断地接受规范化治疗，大大减轻了她的经济负担。

▶ 被微光照亮，也照亮别人

罹患乳腺癌后，考虑到老家江西的父母年事已高，汪美不敢将自己患病的消息告诉他们。两个姐姐体弱多病，哥哥肩负着一家老小的生计，自顾不暇。

在汪美感到无助的时候，不仅从医生的关怀与专业指导中获得了与癌症抗争的勇气与力量，来自社会各界的善意微光也在黑暗中为她托起了希望。

一路走来，汪美接受了来自政府部门的多次救助，民政局、镇政府、慈善组织、妇联、街道和社区都曾对她多次施以援手。

女儿的班主任听说了她的情况，发动学生家长进行了募捐。参加女儿初中家长会那天，正逢汪美化疗掉头发，她犹豫要不要参加，老师安慰她说："没关系，人吃五谷杂粮怎么可能不生病，别担心其他人的目光。"

患病后，汪美不方便从事重体力劳动，最窘迫的时候，吃饭都要盘算半天。社工体谅她的处境，替她申请了在"长者食堂"解决一日三餐，每月还会为她无偿提供米、油等生活必需品。

来自社会各界的热心帮助让汪美的抗癌之路走得更加顺利，而她也借此教导女儿要懂得感恩。从小学开始，女儿便在社区报名参加志愿者活动，给老人讲故事、编排文艺节目。6年过去了，女儿用自己的爱心回馈社会。

汪美发现，志愿者活动在潜移默化中改变了女儿的性格。以往，因为缺乏爸爸的陪伴，加上妈妈重病，女儿内向、敏感、不自信。每次开学季，女儿总会问她："为什么别人都有爸爸妈妈送，我却没有？"她清楚妈妈的病情，也害怕妈妈有一天会离自己而去。

"觉得愧疚。"汪美提了好几次。她很清楚那种感受是亏欠，觉得自己亏欠孩子太多。社区的志愿者活动让女儿变得开朗，这令她感到非常欣慰。

如今，距离手术已经过去了近6年，汪美身体状况良好。在临床上，患者若是5年内没有出现癌症的复发和转移，就被视为临床治愈。王曦医生解释，乳腺癌良好的治疗结果不仅得益于治疗手段的丰富和精准化，还取决于"全程管理"理念的落实。在中山大学肿瘤防治中心，在乳腺癌患者第一次手术后，医生会制订详细的后续治疗方案，清楚告知患者每一阶段的注意事项。医院还有专门的随访中心，对治疗后的患者进行定期跟踪随访，关注

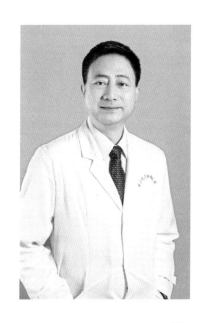

乳腺癌患者的康复状况。

"生病后凡事不要想太多，就像医生告诉我的，积极治疗，乳腺癌患者完全有可能带瘤生存。"汪美早就适应了生活的艰辛，供女儿读书这个心愿支撑着她走过治疗时痛苦的日子，支撑着这个平凡的家庭越过人生的沟壑。

"大医治未病，在没有发生乳腺癌之前做预处理，这是最好的预防。"王曦医生提醒，女性在日常生活中要注意管理情绪、管理作息，40岁以上的女性应该每年进行一次乳腺超声检查，实现早诊早治。

我坚信
自己一定能够战胜
乳腺癌

与她续写未来——乳腺癌医患故事集

38 岁乳房全切、历经 8 次化疗、25 次放疗……
坚强、乐观、求生欲，她要做自己身体的主宰。
专业、负责、同理心，她是患者最坚强的后盾。

从医多年，北京大学人民医院乳腺中心主任王殊见证了患者百态，但依然对杨静印象深刻。

一是因为年轻；二是因为她强烈的求生欲和超乎寻常的乐观。2021 年，38 岁的杨静进行了乳房全切术，随后是共计 8 次化疗、25 次放疗。

"我坚信自己一定能够战胜乳腺癌。"杨静不惮于暴露自己的痛苦和脆弱，但在她身上，可以看到一种名为"勇"的东西——她反复强调"精神的力量"，深知没有好的心态，再高明的医生和特效药也救不了自己。

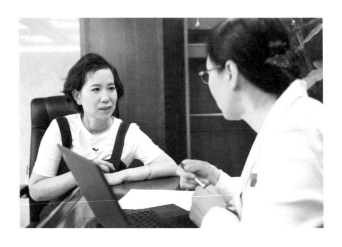

在王殊医生看来，佛系抗癌也好，像杨静这般硬扛也罢，抗癌方式关乎女性对自己身体的感知和掌控，也终究是患者的个人选择——一种基于自我认知、疾病理解、人生态度的个性化选择，"无论患者通过什么形式抗癌，只要尊重科学、遵循自己的内心，就是最好的。"

▶ 面对——关键的第一步

2021 年确诊乳腺癌后，杨静得到了一个好消息和一个坏消息。

好消息是乳腺癌是 HR^+HER2^- 型，这是乳腺癌中最常见的亚型，这种亚型的乳腺癌预后相对较好。

坏消息是病理检测结果比医生最初预想的要糟糕。切了31 个淋巴结，肿瘤细胞扩散到了其中的 17 个，但尚未发生远处转移。Ki-67 值也很高，这代表肿瘤细胞增殖活跃，更容易出现复发、转移和扩散。

年纪轻轻就患癌着实令人崩溃，但杨静大哭一场后就接受了现实，她知道无论如何自己都必须要往前走。

当一切现实被摊开，"面对"是乳腺癌患者需要走出的至关重要的一步。平日里，总有患者问王殊："医生，我来得是不是太晚了？"王殊抚慰道，"总有比你更早确诊的患者，也总有人比你更晚。在你的生命历程中，今天是你能到达的最早的一天，我们好好治疗，为什么要往负面的方向看呢？"

癌症患者在被确诊后普遍会有一个恐慌焦虑的过程，吃不下、睡不着，俗称"恐癌期"。王殊医生说，对乳腺癌了解越多的患者，通常能越快地走出"恐癌期"。

杨静就是这类患者的代表。住院时，杨静发现一些早期乳腺癌病友经常无法控制崩溃的情绪，聊着聊着就忍不住落泪。杨静安慰她们只要积极配合医生治疗就好。"有病友说，你的心好大，怎么还笑得出来？"杨静不想整天唉声叹气，负能量对病情一点儿好处都没有。刚确诊的那段时间，是王殊医生的一番话开解了杨静——当下的状态已无法改变，如何对抗并与肿瘤共存，这点才是最重要的。

但要说完全不怕是假的。杨静坦言，自己也会出现心理波动，尽管乳腺癌的总体生存率不低，但生存率毕竟和分型、分期、Ki-67 值等密切相关，而自己的情况并不乐观。

即便选择接受事实并开始了漫长的治疗，杨静依然需要一个精神支撑，王殊医生就扮演了这个角色。或许是多年来

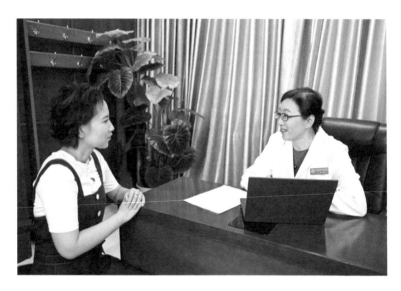

与患者沟通交流的经验使然，又或许是出于同为女性的同理心，王殊总能很快拉近与患者的距离，一边严谨地介绍病情，一边又不给患者增加任何压力。

"我绝对不会欺骗患者，比如告诉她们今后不会复发，但我会告诉她们一些基于科学的事实，让她们从心底去除恐惧。"王殊医生说，杨静这类 HR^+HER2^- 型乳腺癌患者在各个亚型中预后是最好的，虽然淋巴转移个数多一些，是有些高危，但是这种高危是可控的、有药可用的，这就像是分班考试一样——你是好班里的差生，但开个小灶就能赶上来。通过内分泌治疗联合靶向治疗，能够获得较好的远期生存。

▶ 医患信任：抗癌路上并肩披荆斩棘

刚开始化疗时，杨静睡不了一个整觉，半夜心脏怦怦直跳，心率每分钟 100 多次。化疗期间，她还出现了全身水肿，体重从 90 斤出头一下子飙升到 113 斤（1 斤 =0.5 千克），胳膊肿得抬不起来。最让她沮丧的是脱发，洗完头一甩，满地都是头发。

在经历了 25 次放疗后，被照射的皮肤变成了烧伤后的状态，皮肤变黑、整块整块地脱皮。那段时间，因为皮肤破溃，杨静不能穿贴身的衣服，床单上满是斑驳血渍。

服药后，杨静一度腹泻非常严重——在路上开着导航找厕所；电梯里腹泻来势汹汹，顺着裤子往下淌。最严重的时候一天腹泻 8 次，王殊医生建议她减少药物的治疗剂量，但她坚持不减量，而是自我调整——吃止泻药，饮食上少油、少糖，吃一些蔬菜和易消化的食物，终于渡过了难关。

王殊医生不支持杨静的选择，但表示理解："患者的身体由自己主宰，医生能做的，是将最客观的信息传递给她们。"

王殊医生记得，20 世纪 90 年代刚踏上工作岗位时，对于乳腺癌，患者和医生其实都没有太多选择。切除乳房几乎成了乳腺癌患者的宿命，作为治疗乳腺癌基石的化疗也只有有限的几种方案。随着医疗技术的进步，乳腺癌的治疗效果已经和之前有了很大不同——医生可以根据病理结果选择为患者做保乳手术，即便不得不切除乳房，也可以做乳房重建术。

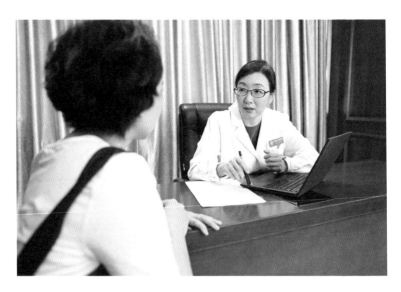

治疗方案的选择越来越多，精准分型后的内分泌治疗、靶向治疗和免疫治疗已经让乳腺癌的存活率大幅提高。

王殊医生选择将这些信息告诉患者，帮助她们更好地作出决策——如果不接受规范治疗，降低治疗剂量可能导致的后果以及在某个分型中最新的治疗手段有哪些……

作为一名女医生，同理心让王殊医生知道女性在意什么——当一个人得了乳腺癌，抗争就远不止生理层面，还包括婚姻、家庭和职场，对于杨静这样的年轻患者尤是如此。"她是否有保乳、重建、生育的意愿，这事关整体治疗方案的制订。在保证疗效和安全性的基础上，如果能提升患者的生活质量，我们必定会竭尽全力。"

王殊医生明白，尽管医生的职责在于治病，但面对的终究是一个个差异化的人。从医二十多年，她接触过形形色色的患者，有的患者无限信任医生，告诉王殊医生"一切治疗方案由你决定"；有的患者想要的不仅是活着，还希望拥有更好的生活质量；有的患者唯一的目标就是活下去，其他都是次要的。"无论是哪种类型的患者，医生都会和她并肩战斗。"王殊医生说。

▶ 人到绝境是重生

患癌后，杨静强迫自己过上了一种极其自律的生活——每晚 10 点就入睡，且必须睡足 7 个小时，每天早起运动一个多小时。

支撑她挺过漫长治疗的是父亲的一句"如果你不在了，我可能三天就没了"。父母年事已高，父亲患有抑郁症多年，

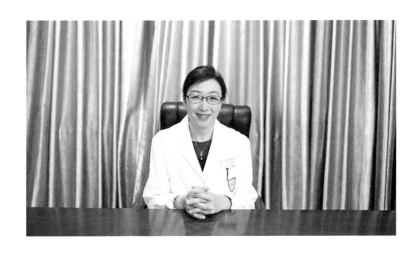

平日依靠安眠药入睡。三年多前杨静刚确诊时，父亲暴瘦 20 斤。杨静不想让父亲经历白发人送黑发人的痛苦，"为了家人，我一定得好好活着。"

罹患乳腺癌后，有人抱有羞愧心理，有人担心疾病给家人带来心理压力。正因如此，很多患者选择加入一些癌症康复组织疏解情绪。

北京大学人民医院乳腺外科多年前便成立了"阳光爱心俱乐部"这一患者组织，在医护的指引下定期举办患教活动，大家聚在一起探讨病情，共享病后注意事项，还会组织病友们到各地旅行。俱乐部的抗癌明星们经常将自己的抗癌经历分享给更多姐妹，科学的疾病知识、丰富的兴趣活动和正向的激励让患者有了更好的带瘤生存的体验。

但并不是所有乳腺癌患者都需要借助患者组织或集体活动排遣情绪。王殊医生曾接诊过一位和杨静年龄相仿的年轻患者，自出院后便全身心地投入自己的事业中，几乎每次复查开药都由母亲代劳。考学、升职、结婚……她完全回归了正常生活。这位当初纠结要不要备孕的年轻女性患者如今已是二胎妈妈，事业有成，家庭美满。

生老病死是每个人一定要经历的人生轨迹，疾病的降临不过是漫长人生中的小插曲。水到绝境是风景，人到绝境是重生。"无论疾病还是健康，每位女性都应该遵从自己的内心，做最好的自己。作为医生，我们永远是患者最坚强的后盾。"王殊医生说。

花自向阳开，
难熬的日子总会过去

与她续写未来——乳腺癌医患故事集

信心与勇气是战胜疾病的第一步。

爱己、爱人，战胜复发焦虑，珍惜眼下精彩。

治病医心，延长生命的长度，增加生命的厚度。

　　在几年前的欧洲肿瘤内科学会年会上，一个不同寻常的颁奖仪式引起了西安交通大学第一附属医院癌症中心主任杨谨的注意。

　　获奖的是一位乳腺癌患者，同时也是一名医生。在丈夫的帮助下，她将自己的诊疗经历拍成了短片——乳房切除后残缺的形体、化疗后掉光的头发……短片的结尾，患者获得治愈并进行乳房重建，重回工作岗位。这自我蜕变的一幕，深深震撼了杨谨医生。

　　和全世界的趋势一样，中国女性的乳腺癌发病率已经超越肺癌，坐上了恶性肿瘤发病率的第一把交椅。不光发病率逐年走高，乳腺癌的发病人群也呈年轻化趋势。在杨谨看来，公众对乳腺癌的认知依旧非常有限，用医学术语说就是知识的可及性还远远不够。

在西安交通大学第一附属医院肿瘤内科的病房里，杨谨医生发现，当疾病来袭时，不同年龄的患者有不同的焦虑。和其他疾病不同，乳腺癌是一种带有强烈性别特征的疾病，这使得患者的疼痛不仅来源于身体层面，更来源于心理层面、社会层面。

"我们不光要治病，还要医心；不光要延长生命的长度，

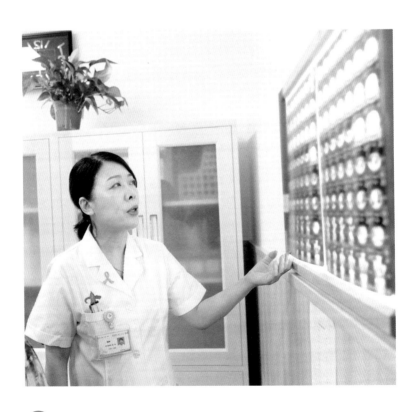

还要增加生命的厚度。"医生的天职之外，杨谨医生希望带领整个团队，用一点微光去温暖更多的患者。

▶ 年龄会是一道坎吗

生活赋予了于雯（化名）很多身份，女儿、妻子、母亲……2020年，31岁那年，一个她最不想接受的新身份降临了——乳腺癌患者。3岁不到的孩子趴在她身上亲昵，无意间触碰到她的左乳，于雯感觉被"硌着"了。到西安交通大学第一附属医院检查，医生告诉她，"不是好东西"的可能性是90%。

腋下已有肿块，手术非做不可了。被推出手术室时，于雯刚刚从麻醉中苏醒，她下意识地摸了摸左胸，空荡荡的，伤口上还缠着厚厚的绷带。结果不言而喻，最后一丝侥幸被打破，病理诊断显示乳腺癌Ⅲ期。

"晴天霹雳，孩子才3岁。"于雯想起了无数电视剧里的桥段，乳腺癌患者的生命只剩下半年、一年，"反正时日不多了。"

同样是在西安交通大学第一附属医院，60岁的乳腺癌患者王晓琴（化名）被确诊时则坦然得多。在经历了最初的震惊、怀疑、四处求证之后，她不得不接受现实。拿到诊断书大哭一场后，王晓琴反倒平静了。网上浏览疾病相关知识、查阅各种资料、在社交媒体上与病友聊天互动，她成为一个学习型的乳腺癌患者。等从老家咸阳辗转来到西安找到杨谨医生时，她已经做足了功课。

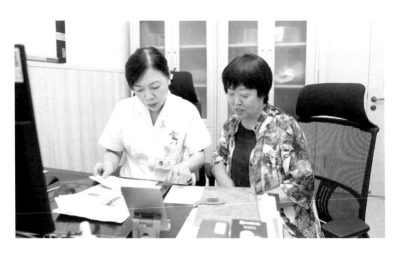

　　作为女性的象征和骄傲，大部分患者在乳房被切除后会担心另一半看到自己残缺的一面，尤其是年轻患者，可能直接影响她们的恋爱、结婚、生子。王晓琴没打算做乳房重建，"我自己对这个无所谓。"丈夫也不在意这些，自妻子生病后，他一直无微不至地照顾着她。

　　杨谨医生表示，老年患者对治疗的依从性确实更好，或许是因为承担了更多的家庭和社会角色，年轻的乳腺癌患者焦虑感更重。

　　这样的反差在 31 岁的于雯和 60 岁王晓琴的身上得到了明显体现。在于雯的潜意识里，乳腺癌患者"有今天没有明天"，她不希望成为孩子的负担，或因为治疗费用等问题拖累了孩子未来的生活。

▶ 隐秘的恐惧——总有人是那剩下的 20%

几十年来，针对乳腺癌的治疗手段不断进步，按分子分型进行个体化治疗成为一种趋势。于雯和王晓琴都是 HR^+HER2^- 型乳腺癌，目前于雯和王晓琴一直在医生的指导下接受治疗，状态稳定。

虽然积极配合医生治疗，但生性乐观的于雯也不是没有负面情绪，她坦言消极的念头依然存在。尽管中国乳腺癌患者的 5 年生存率已达 83.2%，可再高的概率还是会让她忐忑不安，"总有人是那剩下的 20%"，复发始终像达摩克利斯之剑，悬在她的头上。

"年轻患者对复发的担忧确实比老年患者更加强烈。"杨谨医生理解像于雯这样年轻患者的恐惧，不同于绝经后的患者，年轻患者雌激素水平相对较高，在一定程度上是一个促癌因素。

每当这时，杨谨医生就会拿出最新的治疗手段、生存率等客观数据。她劝慰自己的患者，即便是具有高危复发因素的人群，医生也可以通过术后的辅助化疗、放疗、内分泌治疗，以及最新的靶向治疗等进一步降低复发风险。"只有对治疗具有充分的信心，才能迎接治疗和生活中的挑战。"

▶ 她们比我更有勇气

对于乳腺癌患者，西安交通大学第一附属医院肿瘤内科副主任医师赵晓艾有着发自心底的敬佩，"世界上最勇敢的人莫过于那些认清了生活真相，但依然热爱生活的人，我觉得乳腺癌患者都是非常勇敢的人，比我更有勇气。"

赵晓艾医生很清楚，这些年轻的乳腺癌患者心理上要承受多少压力。她有时也会跳出医生的角色，用一名女性的同理心来理解她们的想法。

有年轻的准妈妈认为治疗会影响腹中宝宝的发育，执拗地要生下孩子再抗癌，导致就诊时已是晚期；有人为了完成母亲的使命，在治疗过程中中断用药，导致乳腺癌复发；有的年轻患者一直在担心孩子是不是即将失去母亲……

"得了恶性肿瘤是不幸的，但得了乳腺癌是不幸中的幸运。"赵晓艾医生解释，随着医疗水平的进步，乳腺癌的治疗效果已经和早年有了很大不同，大部分患者能与肿瘤共存，"经常有患者就诊时问我，'我的生命是不是只剩下几个月了'，完全不是这样的。"

面对乳腺癌，患者们通常有两重恐惧：一是恐癌，觉得这是一种不治之症；二是恐乳房缺失，害怕要为了防止复发而切除乳房，这也是非常常见的认知误区。即便是在大城市，到现在为止仍然有很多女性怀疑自己得了乳腺癌却不敢去医院，不是不想去治，也不是经济条件不好，而是相关知识匮

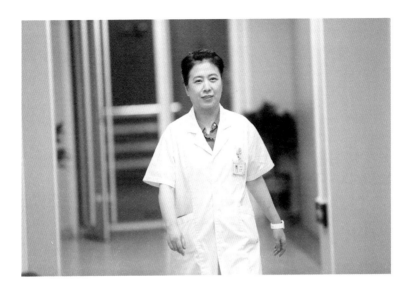

乏，最终错过了治疗的最好时机。

针对不同患者，杨谨教授团队会进行具体沟通，"我们会强调，乳房虽是女性的象征与骄傲，但如果失去了生命，什么都谈不上。对于那些想做妈妈的患者，你首先要保住生命，才能完成做母亲的使命。"

西安交通大学第一附属医院有一个专门的乳腺癌患者群，于雯经常会把自己的经历讲给同自己一样的年轻患者听，也有新病友会主动问很多问题，于雯也会聊聊自己的应对经验和解决办法。

医生除了关注如何让这些患者活得更长，也会花更多的时间与精力让患者活得更好。赵晓艾医生说："患者要有长期治疗的心理准备，但我们希望通过宣传教育让她们意识到，在治疗结束后大部分患者是可以回归正常生活的。"

让她印象最深的是陕西师范大学的一位老师，乳腺癌治疗后已经完全恢复了正常生活——升正高、当博导，寒暑假还会四处旅行，根本看不出她是个病人。

▶ 花自向阳开，难熬的日子总会过去

"爱己才能爱人。"王晓琴时常会感慨自己的幸运。家人、医生、朋友，都是曾在行动或言语上帮助过自己的贵人。患病后，从不下厨的丈夫学会了做饭，包饺子、做面条、熬鸡汤……

2021年4月，在经历了7个月的治疗和休养后，于雯重返工作岗位。以前她性格急躁，遇事总爱发脾气，现在无论

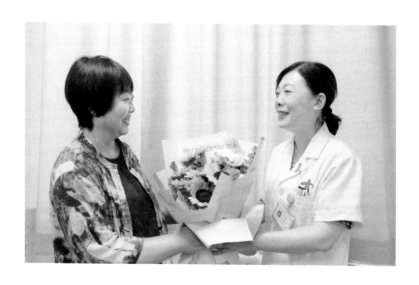

是对家人，还是对同事，她都更愿意耐心沟通、更珍惜当下。至于复发的恐惧，于雯知道，自己的一生都要与之相伴，与其去抗争，不如选择共存。

"花自向阳开，人终往前走。"于雯说，"难熬的日子总会过去。"

放下一切，
活得漂亮点儿

与她续写未来——乳腺癌医患故事集

治疗不代表要牺牲生活质量。

战胜恐惧，生活、爱好不再是奢望。

全力以赴，治疗、"话疗"守护治愈希望。

患病多年的卫荣（化名）没想到，生活、爱好，不再是自己的奢望。

这位乳腺癌患者用"坎坷"形容自己过往的人生——40岁那年因为肌瘤切除了子宫；48岁时又因为乳腺肿瘤挨了一刀。2019年，距离第一次确诊乳腺癌并接受右乳全切术已经过去了7年，卫荣感觉良好。

此前，她自行停掉了服用了4年多的内分泌治疗药物，一度以为病魔就此离开。

命运的考验却不愿就此停下。那一年，她在无意中摸到左侧乳房肿块，一检查发现癌症转移了。左乳全切后，病情进展很快。等到2020年6月去复查，肿瘤细胞转移到了肝脏。她几近崩溃，"快十年了，乳腺癌怎么一遍又一遍地折磨我？"

卫荣的经历是众多乳腺癌患者的缩影。她们或许不曾想到，随着新药的不断问世，乳腺癌已经成为目前临床治疗方法最多、疗效最好的实体肿瘤，只要积极配合医生治疗，很多患者已经能够和肿瘤长期共存。

"树信心，莫放弃，创未来。"这是大连医科大学附属第二医院肿瘤学科主任李曼对患者的鼓励。

▶ 治与不治，不都是死吗

拒绝接受现实，是乳腺癌患者确诊后的常态。在临床诊疗过程中，李曼医生曾遇到过很多焦虑、抑郁的乳腺癌患者，对生命不再抱有希望。对此，肿瘤二科主任医师赵金波也深有体会，"乳腺癌患者刚确诊时会经历一个心理封闭期，不愿意说话、不愿意与人沟通。"

66岁的王冰（化名）也是其中之一。她回忆，2022年摸到腋下包块时，只是有点儿肿，不痛也不痒。王冰回忆，有限的医学知识告诉她，腋窝下的淋巴肿块不是什么好东西，"指不定有什么炎症"。去大连医科大学附属第二医院做完乳腺彩超、穿刺等一系列检查后，她拿到了最终的结果——乳腺癌Ⅳ期伴骨转移，不具备手术条件。

王冰不敢相信，"结节不痛不痒，只是有个硬块来回浮动，怎么一检查就是癌症晚期呢？"在她眼里，诊断书上的

"晚期"意味着这个病没救了。被确诊后,王冰完全变了个人:消极、迟滞、一脸愁容,整个人像是笼罩在一圈浓雾之中,没有了往日的笑容。"让痛苦的治疗把身体功能破坏殆尽,换取一段延长的生命,这不值得,治与不治,结果不都是死吗?"她下定决心"破罐子破摔"。

▶ 她们既需要规范的治疗, 也需要暖心的"话疗"

对生活质量断崖式下降的恐惧,曾是很多晚期乳腺癌患者不愿接受治疗的原因。与生理上的痛苦相比,患者更大的痛楚源于觉得自己再也无法回归正常的生活。

"有些患者由于病情发现较晚,肿瘤已经发生了转移,因

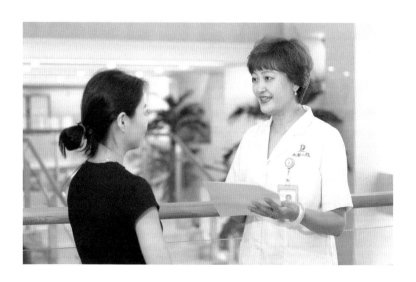

此想放弃治疗。事实上，这种想法是错误的。"李曼医生说，虽然医学在进步，但并非所有的患者都能同步更新认知，而认知误区对疾病的治疗非常不利。

转去内科病房后，听说又要做一次乳腺穿刺，还要进行骨穿刺，王冰满是抵触，"不去！我都已经晚期了，穿或不穿还有什么区别？"

这天，李曼医生恰好也在病房，她闻声赶去，"怎么回事，你情绪怎么这么低落？"

李曼医生向王冰细细解释，癌症不等于绝症，晚期乳腺癌并不意味着无药可救，以 HR^+HER2^- 型晚期乳腺癌为例，研究发现这一亚型患者的病情进展比较缓慢，中位无进展生存期可以达到 2 年，中位总生存时间接近 6 年。哪怕乳腺癌已经出现了骨转移，也不代表"要命"，它不会引起肝肾功能衰竭、心脏衰竭等直接威胁生命的情况。但如果不治疗，患者会出现相对痛苦的症状，生活质量也会受到影响。好在，李曼教授团队在面对像王冰这样的患者时已经拥有了丰富的经验。

"只有穿刺明确分型，才能对症治疗。我们现在已经拥有了很多新的治疗手段和药物，通过规范化的治疗，很多患者有机会实现长期生存，并且能够兼顾生活质量。但这需要得到你的配合，不要恐惧、不要放弃，要有信心。"李曼医生的耐心沟通让王冰彻底放下了心理包袱，也在某种程度上抚平了她的焦虑情绪。

对于晚期肿瘤患者来说，在大多数时间里生活就如同在漆黑的大海中航行，没有光亮，也没有方向，希望是最奢侈的东西，哪怕只是一个微小的光点，对她们也是莫大的安慰。

穿刺结果出来了，王冰的肿瘤分型正是 HR^+HER2^- 型。2022 年 1 月，她开始接受靶向治疗联合内分泌治疗。目前，王冰病情稳定。第一次复查，肿块直径从 5cm 缩小到了 3cm；第二次复查，肿块再次缩小。

2022 年 1 月起，卫荣也开始进行靶向治疗联合内分泌治疗。赵金波医生欣喜地注意到，卫荣的病情正在向好——肝内病灶逐渐缩小，原本食欲不佳的她胃口也在慢慢变好。

对于敏感多思的女性患者来说，她们既需要规范的治疗，也需要暖心的"话疗"。医患之间的有效沟通，对于乳腺癌患者的治疗体验和术后生活质量非常重要。

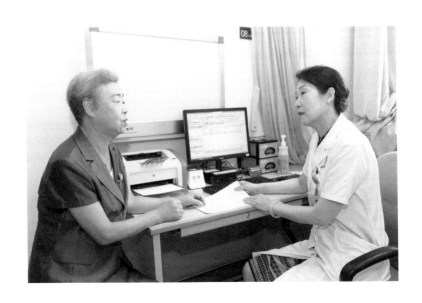

在卫荣的印象里，十多年来主诊医生赵金波一直都特别"精细"——考虑患者家庭的经济状况，选择最合适的治疗方案；换新药时，会体贴地告知患者如何服用、如何应对可能出现的不良反应，还会定期提醒患者复查、问候患者的身体状况。

刚工作的头几年，赵金波医生也曾有些不解，为什么相似的问题肿瘤患者会问上好几遍。从业多年，接诊过形形色色的乳腺癌患者后，她早已理解沟通的重要性——任何一个患者，心理和生理上都已遭过几遍罪，特别是随着乳腺癌年轻化，三四十岁的患者越来越多，"她们为人妻、为人母，何其不易，抱着一丝希望找到你寻求帮助，如果你把这扇门关上了，她们就会彻底陷入黑暗。"

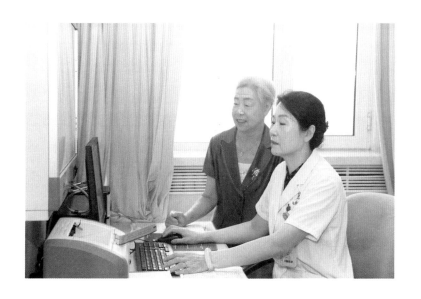

▶ 放下一切，活得漂亮一点儿

随着创新药物的不断出现和治疗手段的不断更新，中国乳腺癌患者的 5 年生存率已达 83.2%。李曼医生介绍，以往经过标准的手术、化疗、放疗后，HR^+HER2^- 型乳腺癌患者还要接受 5~10 年的内分泌标准治疗。虽然大多数患者在接受标准治疗后能够治愈，但仍有部分患者具有高复发风险。可喜的是，创新治疗手段为她们提供了机会，让早期乳腺癌患者的整体治愈率进一步提升。与此同时，越来越多的晚期乳腺癌患者能够实现长期生存。

在大连医科大学附属第二医院，很多癌种建立了患者小组，卫荣就被拉进了乳腺癌患者小组。在这里，她认识了许多乳腺癌病友，真正意义上的"同类人""战友"。同为罹患乳腺癌的女性，彼此之间有着特殊的情感交流需求。

每隔两三周，科室的医生或护士就会举办讲座，讲解药物的不良反应、指导饮食、疏导心理问题。病友群的活动日渐丰富：唱歌、跳舞、医患携手户外踏青……病友们的生活状态并不符合外界对于乳腺癌患者的想象：羸弱、悲观、惨淡、终日病恹恹、与社会脱节……她们在身体康复的同时，整个人也在焕发光彩。

"没什么比身边活生生的案例更能鼓舞人心了"，李曼医生说，无论是健康宣教，还是线下活动，医生们都希望告诉乳腺癌患者不要丧失信心，最终提高患者治疗的依从性。

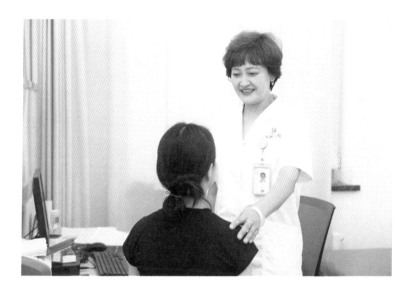

李曼医生解释，对于早期乳腺癌患者，希望通过健康宣教的方式让她们提升对疾病的认知，并知晓如何预防复发，尤其是对于 HR^+HER2^- 型乳腺癌患者，内分泌治疗能够降低复发风险。对于晚期乳腺癌患者，宣传教育的重点在于树立信心，"只要配合医生接受规范化治疗，她们短期内的生存不会受到影响。我们的治疗并不会以牺牲患者的生活质量为代价。"

无论是针对哪一类患者群体，健康教育始终以患者为中心，由医生和护士共同参与，覆盖从确诊、治疗到康复的全周期。

天气好时，卫荣会出门散步。退休后，丈夫加入了业余合唱团，得知卫荣罹患乳腺癌在家休养，团友们体贴地招呼他把妻子带出门散心。最近，卫荣也爱上了唱歌，她在手机上下载了唱歌的小程序，只为兴起时吼上几嗓子，"老头儿总是笑我唱得不在调上"。

　　她把这视作心灵上的放空，对于病情，卫荣不想知道得太详细，"生活中不好的事情，你越在意、越去纠结，心里就会越烦躁，不如把它放掉。"

　　王冰的生活也慢慢回归正常。这个家庭已经习惯了妻子生病这件事，她和丈夫又有心情开始为生活的鸡毛蒜皮斗嘴了。重新将自己置于轻松、愉悦的环境里，王冰觉得自己干枯的心正在重新变得鲜活，"如何面对乳腺癌这件事真的太关键了，生病不可怕，重要的是调节好自己的心态。"

　　每隔三个月，王冰需要做一次复查，结果怎么样她也不确定。她现在不怎么去想自己生病这件事。她说，可以做的就是"放下一切，活得漂亮一点儿"。

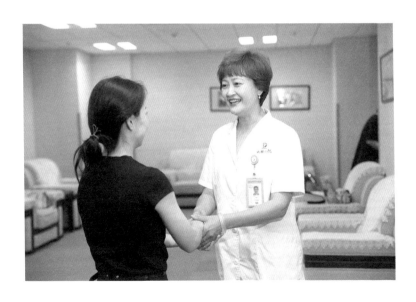

越来越多的乳腺癌患者也正在将乳腺癌视作可以控制的慢性病，她们不再被放到"生死抉择，背水一战"的厄运叙事下，而是与肿瘤和谐共存，并积极追求自己喜欢的生活。她们懂得，余下的人生，重要的不是和疾病相处，而是要学会和自己相处。

超越疾病，
做彼此的英雄

与她续写未来——乳腺癌医患故事集

超越医患的"革命友谊"。

破茧成蝶，做"最勇敢的女英雄"。

指点迷津，携手抗癌共度艰难时刻。

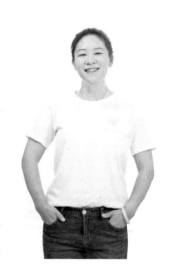

　　43岁被确诊为乳腺癌，当癌症、婚变与失业一起袭来，应该如何应对？

　　成都人王莉（化名）给出了自己的答案。在她的脸上，看不到失落、悲戚和哀怨，有的是坚强和乐观。她的主治医生、四川省人民医院乳腺外科主任罗静教授给她的评价是"最勇敢的女英雄"。

王莉的病情并不少见，但在确诊乳腺癌，经过爱情、事业、生活等一系列碰撞选择后，最终"破茧成蝶"，伴随逐渐康复的身体，还重新收获了一份真挚的感情，这个过程令人感动。

　　生病三年间，王莉人生中很多重要的决定都有罗静主任的参与。每当站在人生重要的"岔路口"需要作出抉择时，她都会征询罗静的意见；罗静偶尔也会在午休时抽出20分钟，和王莉一起吃盒饭、谈心，为她进行心灵"按摩"。王莉说，她和罗静主任已经超越了普通的医患关系，成了朋友。

　　这种"革命友谊"并不多见，却也为医患关系提供了一种可能性和范本。在看病、问诊之外，医患也可以这样携手抗癌、共度艰难时刻。

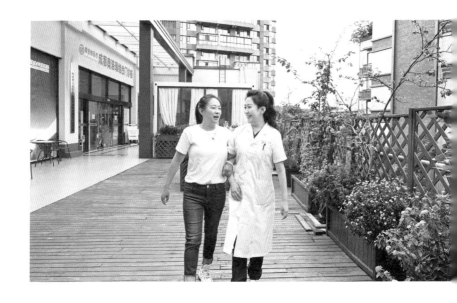

▶ 从困惑到信任，一段特殊的 "革命友谊"

发现得病的 2020 年，王莉 43 岁。确诊后，她选择在四川省人民医院进行治疗。

罗静主任形容王莉是"打不死的小强"，她发现，这位患者极为坚强，性格随和活泼，经常找她聊天。一来二去，两人建立起了"革命友谊"。

王莉的治疗过程非常曲折。她的肿瘤属于局部晚期，需要先进行新辅助治疗使肿瘤降期，以满足手术条件。虽然 6 次新辅助治疗使肿块消失了，但由于初诊时肿块直径已经接近 5cm，王莉不确定是否还具备保乳的条件，"当时自己想的

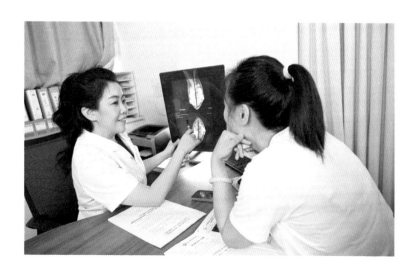

是可能要全切，但'罗美'很有信心，说可以保乳。"罗静主任被王莉和病友们亲切地称作"罗美"，因为"她的一句话、一个表情都能让患者放松下来。"

术后病理结果显示，经过新辅助治疗后还有两个腋窝淋巴结存在转移，因此还需要进行强化辅助治疗。时至今日，罗静主任仍能回忆起当时那个画面——夕阳西下，两人坐在王莉靠窗的病床边，聊了很久，"我向她一点儿一点儿地解释为什么要做强化辅助治疗"。

罗静主任记得，王莉的眼神从最初的困惑不解，到后来的释然、信任，"她告诉我，无论如何她都会坚持下去。"

▶ 站在人生的"岔路口"，幸好有你

慢慢建立起信任后，王莉和罗静主任之间不再是简单的医患关系，朋友的情谊在两人心间慢慢滋生。

生病前，王莉是家里的经济支柱，家里的大小事都是她在操持。结婚这些年来，前夫长期没有工作，还沉溺于赌博。王莉从小在缺少关爱的家庭氛围中长大，对婚姻和家庭有一种强烈的需求，因此屡屡选择了宽容。

从确诊到治疗，王莉从未流过一滴眼泪。唯一在意的是父母年事已高，自己还未尽孝，"我没有兄弟姐妹，也没有孩子。倘若我真的走了，他们没了精神寄托，该怎么继续生活下去？"

王莉没想到"夫妻本是同林鸟，大难临头各自飞"的场

景会发生在自己身上。确诊乳腺癌后不久，她发现前夫出轨。乳腺癌术后的治疗相当折磨人，王莉在医院和家之间来回奔波，本来身体就吃不消，再加上精神上的摧残，王莉心力交瘁。

"我得来找你这个朋友倾诉一下。"她趁着罗静主任午休的时间找到她，向她倾诉生活中的失望和彷徨。

对于要不要离婚，王莉内心其实已有答案，但毕竟是重要的人生抉择，她尚有一些犹疑。听完王莉的倾诉，罗静主任站在朋友而不仅是医生的立场上对她进行了开导——压力过大和负面情绪，非常不利于身体康复。

王莉和现任丈夫相识多年，两人都离了婚，听说王莉生病，他专程从东北飞到成都，"现在你独自一人生活，无论如

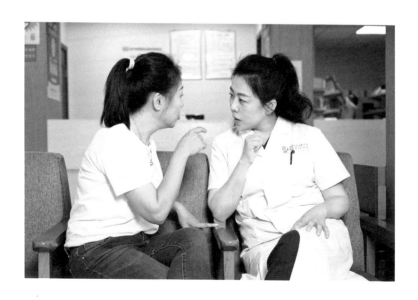

何我都得来照顾你。"

离婚后选择再婚，顾虑更多、思考也更多。再婚不仅是两个人的事，还牵扯两个家庭之间的相处和其他方方面面。迈出再婚这一步时，王莉又一次找到罗静主任，两人促膝长谈。

对于王莉的病情，罗静主任始终保持乐观，未来的人生之路还很长，"你都生病了，他愿意和你共渡难关，你为什么不能'任性'一下？现在最主要的是让自己开心，他能带给你开心，在关键时刻出现在你身边，为什么不能和他重建家庭呢？"

▶ 与你一起，传递更多美好

"两岁了，生日快乐！新婚快乐！"2023 年 3 月 8 日，罗静主任将一段视频上传到了视频平台。

这一天，是王莉手术两周年的日子，她给罗静主任送去了一束花，卡片上写着"感恩遇见，感谢有你"。罗静还收到了一份巧克力伴手礼，因为这一天，也是王莉新婚领证的日子。两年来，她在多少个日夜里崩溃，所幸这些艰辛坎坷都成了生命的淬炼。在这场遍布荆棘的抗癌路上，终于有人陪伴在旁。

离开诊室前，王莉 70 多岁的母亲向罗静主任深深鞠了一躬，罗静起身回鞠一躬。她说，感谢患者的信任，"不仅是治疗方面，还有生活上的信任。"

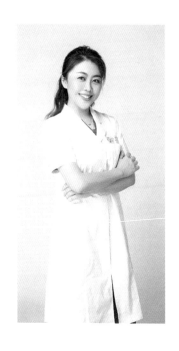

在社交平台上，罗静主任的视频风趣又充满干货，还不时分享一些与患者之间的温暖故事。她坦言，录制视频源于"被迫营业"，但"被迫营业"也让她尝到了甜头。视频下面经常会有很多粉丝和患者留言，通过这些留言，罗静主任发现原来大众对乳腺健康知识如此关注，对乳腺癌的认知有这么大的偏差，原来大家对打破"刻板印象"的医生接受度这么高。

这些短视频真实地记录了一个外科医生面临的困惑，关于疾病知识的科普也让患者获益满满。"短视频让我收获了很多，不为名和利，更多的是内心的满足和成就感。"罗静主任说。

在很多视频中，罗静主任会鼓励患者在手术后回归生活，用无限的爱意去感受生活里的点滴美好，"得了乳腺癌不代表世界末日，也不代表着告别家庭、告别社会，我们迟早会重新回到社会的怀抱。"

前阵子，一位56岁的公司高管被诊断为乳腺癌，罗静主任鼓励她在每个疗程的化疗后身体恢复不错的时候抽出半天时间回去工作。罗静说，只有逐渐回归社会，才能更好地跳脱出"患者"的角色，以平常心面对疾病。

生病前，王莉是一家广告公司的主管，生病后她不想成为公司的累赘，于是选择了主动辞职。如今身体恢复得不错，她不想天天闷在家里，生怕自己和社会脱节，于是和爱人商量，两人买了一辆私家车，轮流当起了网约车司机。

闲暇之余，王莉经常在病友群里分享自己的抗癌经历，宽慰那些焦虑的新病友。在经历了患病、离婚、失业等一系列人生重创后，她终于带着亲人和朋友们的爱重生了。她说，还想和医生一起做一些力所能及的公益项目，为更多人传递美好。

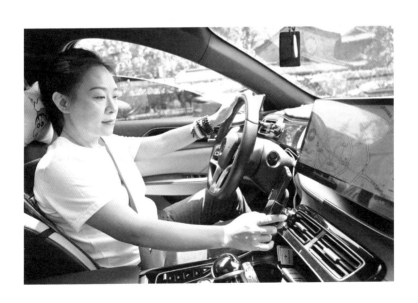

冲破困境，
追寻平凡的幸福

与她续写未来——乳腺癌医患故事集

重识"完整"的自己。

生而美丽，穿上"铠甲"的那一刻希望回来了。

医者仁心，为每一个她寻找生命的最优解。

扫描了就诊卡，从自动打印机里打出 CT 结果，林安安
（化名）拿着还发热的纸张从最后一行结论倒着往上看。

▶ 肿瘤缩小——她长舒一口气

2013 年被确诊为乳腺癌 II 期时，林安安只有 27 岁。十年
间，她先后经历了乳腺癌锁骨下淋巴转移和肺转移。起初她
没有把生病这件事看得很重，反而最初的几次崩溃都是因为
"不再美丽"——一次是切除乳房后，女性特征缺失的痛苦只
有她自己能懂；另一次是化疗后，头发大把大把脱落令她一
时间无法接受。

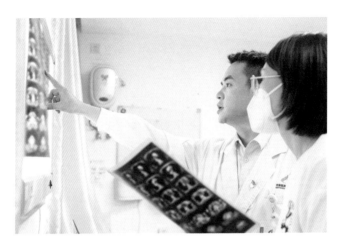

作为中国女性高发恶性肿瘤之一的乳腺癌，其患病人群正逐步年轻化。和林安安一样，很多人并不害怕自己正在经历的这场特殊挑战，而是担忧社会无法用正常的眼光看待"不完整"的自己。

▶ 当癌症悄然降临

2013年3月底，林安安在自己的胸部摸到了一个硬块，林安安的表姐在陆军军医大学西南医院当医生，在表姐的建议下，她找到了该院乳腺甲状腺外科的唐鹏医生。唐鹏医生做完触诊后沉吟了一下说："情况不好，可能是乳腺癌。"据林安安描述，那是她人生中第一次接触到"乳腺癌"这三个字。初中毕业后，她先是在工厂打工，生完孩子后就做起了服装导购，平日接触的圈子里同龄人很少谈论健康话题，更何况是乳腺癌。

表姐安慰林安安，乳腺癌并不可怕，家族的长辈里也有人得过这种疾病，做完手术很多年，现在活得好好的。林安安没有恐惧，也没有任何心理负担，家人对她生病这件事表现得非常冷静，给了她更多的关心和爱，却没有让她感到任何压力。被推去手术室的路上她还在哼着歌。林安安和医生们开玩笑："我想早点儿做完手术，一直想追的电视剧马上就要开播啦。"

　　如今回想，林安安觉得家里人可能是看她年纪小，想尽量安慰她。直到后来她才知道，母亲有段时间一直背着她偷偷流泪。

　　但林安安的主治医生唐鹏认为，林安安并非完全不了解乳腺癌，而是当时处于一种"拒绝接受自己患癌"的状态。在手术台上，当他亲口告诉林安安肿瘤是恶性的时候，此前几乎没怎么流过眼泪的她，在那一刻痛哭不止。

　　2014 年 3 月，肿瘤细胞转移到锁骨下淋巴结，林安安依旧没太放在心上。隐约感到自己的病情不妙，是听闻了病友家属和医生的一番对话。一位和她年龄相仿的病友，乳腺癌转移到了肝脏，病友的哥哥问医生"妹妹还有多长时间"，医生答"最多三年"。林安安心里咯噔一下，原来乳腺癌真的会致命。

　　人生三十载，林安安从未思考过死亡。如今，癌症悄然而至，将她原本斗志昂扬的生活打得粉碎。她告诉自己必须坚强、必须积极治疗，"我不想这么年轻就走，不想父母白发人送黑发人。"

▶ 当义乳和假发成为"铠甲"

对很多患者而言，切除乳房不仅是失去了身体的一部分，更会带来一种女性身份被剥夺的心理感受。

确诊后，茫然和懵懂充斥在林安安的心头。第一次手术是局部麻醉，术中送检病理切片，半小时后结果反馈：恶性。当时她的状况无法进行保乳，需要进行乳房全切术。"完全接受不了，当时觉得切掉乳房自己就不完整了。"林安安从未想过自己失去乳房是什么样子，情绪变得异常激动，但是为了活下去，还是接受了乳房全切术。

术后一周换药，看到胸部"缺失的一块"，林安安当场昏

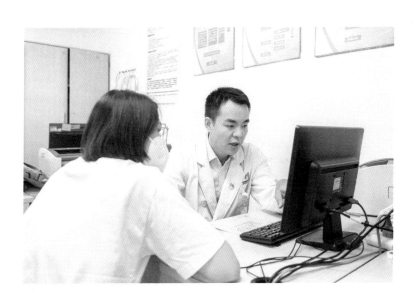

厥——不满 30 岁的年龄，正是工作和社交活跃的阶段，突然自己就和别人不一样了，她接受不了这个现实。

很快，在与医生和病友的沟通中，林安安得知面对缺失的乳房，通常有两种选择：重建或佩戴义乳。经过比较，林安安选择了义乳。

定制的义乳要两千多元，病友们觉得太贵，而这笔钱对经济拮据的林安安来说更是一笔不小的数目，但她舍得。将义乳放入专用的文胸，再将文胸穿上身的那一刻，自己看起来与正常女性无异，林安安已经很知足了，"那一刻，我一下子感觉希望回来了。"

术后不久，林安安开始接受每三周一次的化疗。第一次化疗后，她和几位同事聚餐，无意中轻轻一撩，头发一缕一缕地掉落。虽然原本就对掉头发有心理准备，但真正看到头发掉下来的那一刻，她还是感到难受。当头发再也梳不直、全部卷了起来，林安安只能请朋友帮忙把头发全部剪掉。在披肩长发被剃成光头的那天，她崩溃大哭，她也不知道这夺眶而出的眼泪究竟是因为对头发的不舍，还是源于心中积压已久的复杂情绪。

"落差太大了。"林安安原本在一家淑女风格的服装品牌店做导购，每天都打扮得美美的。现在，她好像认不出自己了，只敢戴着爱人的帽子出门。正当她因此陷入低落和沮丧时，同事们递过一个信封，"用这笔钱去买一顶漂亮的假发吧。"

用同事们集资的两千多元钱，林安安买了一顶在当时可以说非常"奢侈"的全真假发。假发一戴，她的心情瞬间得到了缓解。她自拍了一张照片发到了闺密群，还把这张照片作为自己在社交平台的头像。

"逼真的假发有时也是一种很好的心理治疗。"在林安安这样的乳腺癌患者身上，唐鹏医生能明显感受到这种想让自己看起来像个健康人的渴望。假发给她们以自信，戴上假发，她们不再担心周围异样的目光。

唐鹏医生说，年轻乳腺癌患者对于外观和美的追求相对更高。在临床中，有两个阶段尤其会让患者觉得自己与众不同，一是乳房切除后，二是化疗导致脱发后。

如今随着医疗技术的进步，对于那些有条件保乳的患者，唐鹏医生和同事们会尽量解释沟通，帮助她们打消顾虑。如

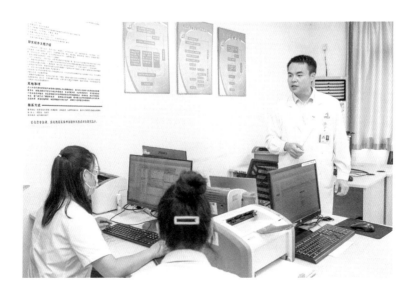

果确实没有保乳的条件，团队会优先推荐患者做一期或二期乳房重建。唐鹏医生说，腔镜手术可以在腋窝、腋前壁等位置做切口，使得瘢痕远离乳房，重建出来的乳房相比常规手术的更加美观。

▶ 寻找生命的最优解

走出心理困境的林安安，还有两个强大的现实对手需要面对：扩散的肿瘤细胞和永远紧张的治疗费用。2013 年刚确诊乳腺癌时，林安安的公公刚去世，夫妻俩的经济状况并不好，也没有什么积蓄，林安安天真地以为"做个手术一个月工资足够了"，事后才知道，母亲背着自己给丈夫打电话让他去凑钱。

疾病早已把林安安的家底掏光，她没有条件进行二期乳房重建，于是选择了佩戴义乳。在唐鹏医生看来，相比重建花费要低很多的义乳同样能解决林安安的问题，对她而言是性价比最高的方案。

等乳腺癌发生淋巴转移需要治疗时，林安安的口袋里只剩下刚发的 5 000 元工资。是病友们的慷慨解囊，加上老公朋友捐了 2 万多元，才让她得以继续治疗。

"在有限的经济条件下如何兼顾治疗效果，这对医生是个考验。"唐鹏医生说。

2019 年乳腺癌肺转移后，林安安问唐鹏医生："我还有没有得治？"出于经济状况的考虑，她一度想要放弃治疗。肺转移后，按照诊疗指南的首选方案，林安安应该接受靶向治疗联合内分泌治疗。但当时这类药物还未进入医保。考虑到林安安的经济状况，唐鹏医生和团队调整了内分泌治疗方案，只用单药进行维持治疗。

唐鹏医生解释，每个癌种的权威指南里都有多种治疗方案，"在可选择的方案中，医生要做的是结合患者的身体情况、家庭情况、经济情况，选择最适合她的治疗方案。"

"我常常和患者讲，有钱讲究，没钱将就。这话听起来让人沮丧，但其实对癌症治疗来说，'将就'并不代表随意选择治疗方案。"唐鹏医生说，"乳腺癌患者不仅是患者，她们更是一个个鲜活的人。作为医生，我们要考虑的便不能只是治疗疾病。"他试图帮助患者和家属们理解，他们是可以在经济成本和治疗效果之间找到平衡的，并希望能够替他们缓解囊

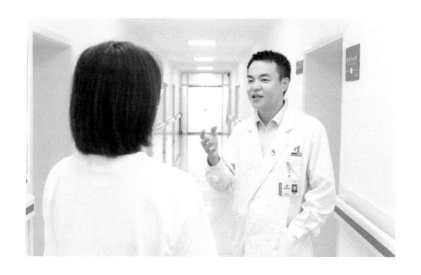

中羞涩带来的情感包袱——无论经济能力如何，医生会在患者可负担的情况下为她寻找最合适的治疗方案。

跌跌撞撞中，林安安已走过了十年抗癌路。提到未来，她说"好好吃药、好好工作挣钱，专心过日子"。人间烟火气，最抚凡人心，这句看似朴素的自白，却也道出了众多乳腺癌患者共同的憧憬——平凡的幸福。

生存和美，
不再是单选题

与她续写未来——乳腺癌医患故事集

肿瘤治疗和重塑美观并不相悖。

三思而行，收获完美的结果。

预见未来，让她们少一些后悔和遗憾。

乳腺癌手术结束快两年了，患者李木子（化名）终于有种"稍稍松口气"的感觉。她的病情控制得很稳定，半年前重返工作岗位。

对于自己的主诊医生、复旦大学附属妇产科医院乳腺外科主任吴克瑾教授，李木子始终心怀感激。"她是一位会替患者考虑未来的医生，帮患者想得更多、看得更远。"李木子说，2021年7月手术前，若不是吴克瑾医生和她详细沟通手术方案、建议她做乳房重建手术，自己现在只能默默承受乳房残缺的隐痛。

乳房重建之后，如今的李木子既瘦出了"小蛮腰"，也重塑了女性曲线。每次复诊时看到她良好的精神状态，吴克瑾医生也有一种自心底油然而生的成就感。

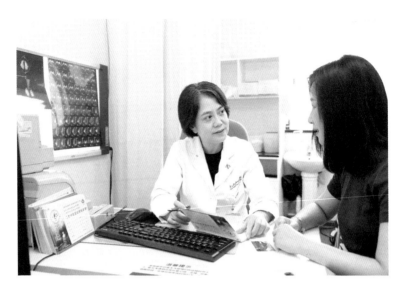

"我们不仅会'拆房子',还会'造房子'。"内外兼修,这是吴克瑾教授和团队在治疗乳腺癌时一直想要传递的理念。她说,肿瘤治疗和重塑美观并不相悖,循证依据、实践共识以及医生不断的经验积累,都在帮助患者在达到根治性目标的同时通过乳房重建维持女性的曲线美,重获回归社会的信心。

▶ 一切为了完美的结果

39 岁那年,李木子觉得左侧腋下有个小肿块,有点儿痛。她不想贸然手术,于是辗转了三家医院,最后经朋友推荐来到了复旦大学附属妇产科医院。

穿刺活检显示李木子罹患的是 *HR⁺HER2⁻* 型局部晚期乳腺癌，多学科会诊建议李木子进行 8 次 EC-T 密集化疗，让原发肿瘤和转移的淋巴结缩小，有机会保乳，同时获得药物敏感信息，从而指导后续治疗。

最后一次化疗前，磁共振检查结果显示李木子的原发病灶明显缩小，淋巴结转移灶已经消失不见——可以手术了。

起初，李木子的脑子里只有"乳房全切"这一个选项。和很多人一样，在她的概念里"全切才彻底，抗癌效果最好"。吴克瑾医生建议她三思，"缺失一个乳房对生活多少会有影响。虽然当下你会觉得全切最方便，但等你康复之后可能会后悔这个决定。"

"假如一个人没几天能活了，医生不可能还建议她重建乳房。"和医生谈完，李木子突然觉得"自己是有将来的"。吴

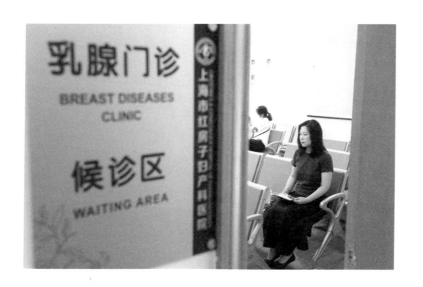

克瑾医生给她一种有条不紊、温暖又坚定的安全感。从她的话语里，李木子感到乳腺癌并不等于夺命绝症，这给了她莫大的信心和安慰。

摆在李木子面前的有自体组织移植和假体植入等多种重建方法，各有利弊。李木子是个对生活质量要求较高的女性，笑称自己平时爱美，有"偶像包袱"，经过和医生的良好沟通，她最终选择了高难度的 DIEP（腹壁下动脉穿支皮瓣乳房重建）——通俗地说，就是将腹部脂肪等组织连同它的供血血管移植到胸部残缺处，"废物利用"，被塑造成新乳房。

手术团队足足花了六七个小时，顺利完成了这台手术。虽然在腰部留下了一条长长的瘢痕，但与传统的假体填充相比，重建的乳房质地更自然。除了不能穿露腰的衣服，李木子的工作、运动、生活没有受到任何影响，也不用担心如何面对外界异样的眼光，"对于我来说，这是最完美的结果"。

▶ 医生帮我看得更远

手术后近两年来，李木子接触过不少乳腺癌病友，她发现不少人出于对肿瘤复发、转移的本能恐惧，选择了"一刀切"这种自认为更彻底的方式让自己活下去。下了手术台，那些曾经在生死面前被忽略的东西逐渐浮现出来，很多人开始后悔当初的决定——如果我当时选择重建就好了。

李木子非常能理解这些病友的心情。在突然降临的癌症面前，"保命"的意愿被无限放大，对死亡的恐惧让她们无暇他顾。当她们再次回归生活的正轨，才发觉"一刀切"带来的诸多不便。于是，很多人鼓起勇气再次躺在手术台上，接受重建手术，也有一些人犹豫再三，最终决定与"一刀切"和解。

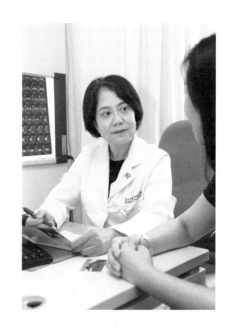

在李木子看来，患者的医学知识毕竟有限，需要医生给出更多的专业指导和建议。对于公众来说，如果可以对乳腺癌有更多科学、正确的认知，会使更多女性受益。

也是在开始治疗后，李木子才慢慢了解到乳腺癌已逐渐被作为慢性病进行长期管理，它不会一下子夺走性命，但患者需要长期管理和随访，而且越早诊断，治疗效果越好。

"我赶紧告诉闺密，让她们定期去做乳腺筛查，不能偷懒。"这些闺密与李木子从幼儿园就相识，李木子生病期间，她们瞒着李木子偷偷建了个群，通过李木子的爱人了解她的最新情况，不定期地订花、寄水果……这些温暖的举动让李木子感动，同时她不想让闺密像自己一样遭罪。

李木子回忆，自己最初试图通过网络了解乳腺癌的知识，

"但网络信息鱼龙混杂，有时搜着搜着就感觉自己活不了多久了"。如今，李木子是一个乳腺癌患者群的管理员，她经常告诫群友，想要了解疾病知识一定要通过正规的科普平台或咨询专业的医生。

作为医生中的科普达人，吴克瑾教授团队成员、复旦大学附属妇产科医院乳腺外科副主任医师张明迪也希望通过科普唤起公众的健康意识，帮助患者更好地进行治疗。"乳腺癌的整体预后已经非常理想，但公众大多还是谈'癌'色变，这个误区需要扭转。现在有很多可以及时有效指导乳腺癌治疗的指标，对于乳腺癌患者而言，理解这些指标有助于她们判断预后、选择正确的治疗方式，所以我们会为患者细致解释每个指标的含义。"

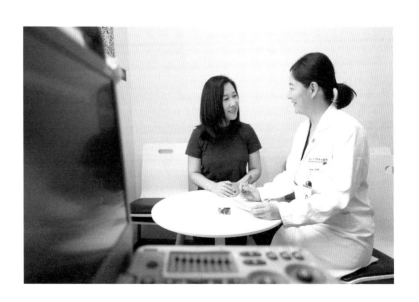

张明迪医生希望打破传统的健康教育方式，她用漫画、脱口秀等公众更喜闻乐见的形式进行科普，"我们尽量让科普内容深入浅出，科普形式丰富多彩。哪怕患者每次只能记住一个知识点，这也足够了。"

▶ 勇敢追寻美的权利

近年来，乳腺癌不光发病率逐年升高，发病人群也呈年轻化趋势。不同于高龄患者，年轻的乳腺癌患者除了要面对疾病本身的挑战，往往还承受着包括生育、躯体形象、家庭关系等的压力。或许是因为承担了更多的家庭和社会角色，她们的需求更多。吴克瑾医生常常跳出医生的角色，用一名女性的同理心来理解她们的想法。

"很多患者刚确诊时措手不及，往往失去了方寸，失去了判断力，这时医生需要为患者考虑更多。"作为一家女性专科医院，妇产科等多学科的强有力保障让乳腺外科更有底气为乳腺癌患者的健康保驾护航。只要有一丝希望，吴克瑾医生都不允许自己的患者因为肿瘤失去身为美丽女性的权利、做母亲的权利、追寻幸福人生的权利。

一位 35 岁的患者在进行了乳腺癌保乳根治术后，乳腺外科团队联合产科、妇科、病理科、辅助生殖科等多领域专家开展了多学科会诊，为她制订了最适合的乳腺癌个体化治疗和生育力保存方案。病情稳定后，经冻胚移植，这位患者成功分娩了一对龙凤胎宝宝，初为人母的兴奋和喜悦打动了所有人。

张明迪医生介绍，最近几年，很多妊娠期乳腺癌患者慕名来到复旦大学附属妇产科医院，经过治疗，准妈妈们的乳腺癌得到了有效治疗，宝宝也健康地诞生了。医院还举办了"粉红宝宝"母亲节红毯走秀等活动，乳腺癌妈妈们带着自己的宝宝，和白衣天使妈妈、宝宝同台走秀，大手拉小手，活动中患者妈妈们向红毯尽头的医生们表示由衷感谢。

　　"医生要有足够的预见性，主动沟通，让患者少一些后悔和遗憾。"吴克瑾医生说。

　　李木子也参加过医院组织的患者活动，目睹了不同阶段乳腺癌患者的生活状态，这给了她莫大的激励。她知道乳腺

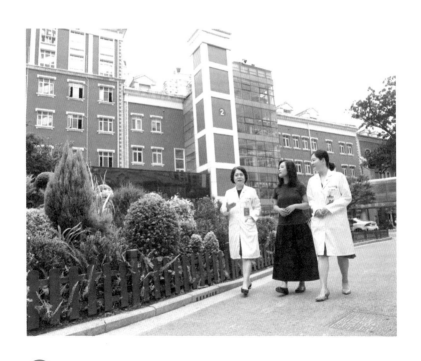

癌是有复发可能的，自己还未远离癌症的阴影，"但看到一些病友已经活了十几二十年，就会觉得未来的路要好好走下去。"

后　记

　　她从不幸中焕发新生，再次灿烂地绽放；她坦然接受"与癌共生"现状，放下情绪，只为更有尊严地活下去；她有无尽的信心和勇气，始终相信"难熬的日子总会过去"；她延续了生命并重获美丽，因为生存和美不是单选题……字里行间，《与她续写未来——乳腺癌医患故事集》不仅重现了医患携手共克疾病的每一个感动瞬间，更传递了乳腺癌患者决不向疾病低头认输的顽强精神，她们是最平凡的普通人，也是最勇敢的女英雄，她们的故事令人动容。

　　感谢故事中的患者和专家，让我们有幸见证了如此之多医患之间感人至深的瞬间并备受鼓舞；感谢邵志敏教授的倾力编著，让本书得以付梓并来到读者身边；感谢胡歌先生的爱心声援，让更多人关注、关爱乳腺癌患者。

　　希望本书中的故事能帮助更多乳腺癌患者正确认识疾病、放下对疾病的恐惧，树立治愈疾病的信心；也希望本书中的内容能引起社会各界更广泛的讨论，关注乳腺癌、关爱乳腺癌患者群体，帮助她们重拾生活的希望，早日回归社会。

　　愿每一个她都拥有无限美好的未来！

本书编写团队

2023 年 9 月

86